# 看護・医療系
## スタッフのための
# 質問紙作成
## ワークブック

武蔵野大学看護学研究所
客員研究員
## 土屋雅子
著

改訂
第2版

診断と治療社

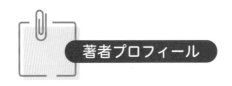
**著者プロフィール**

## 土屋雅子（つちや・みやこ）

　慶應義塾大学文学部卒，イギリス・サウスハンプトン大学大学院心理学研究科修了（Master of Science in Health Psychology，PhD）．Chartered Psychologist（イギリス心理学会），指導健康心理士（日本健康心理学会），キャリアコンサルタント．

　専門は，がんサバイバーシップ支援，健康心理学．

　国立小児病院研究所疫学研究室，香港大学医学部社会医学系，千葉大学大学院看護学研究科，国立がん研究センターがん対策情報センター/がん対策研究所を経て，現在，武蔵野大学看護学研究所に所属．大学内外の学部生・大学院生・教員を対象に研究方法論の講義および研究コンサルテーションを実施．学会賞多数，国際誌（peer-review）査読複数担当．

### 研究活動

　がんサバイバーのニーズ研究から，がんサバイバーシップケアデリバリーの枠組み作りまで，幅広く多職種で実施．現在は，一般市民におけるがんスティグマ軽減や，乳がん・婦人科がん経験者におけるリンパ浮腫発症予防を目的とした，ウェブプログラムの効果検証研究および実装研究に力を注いでいる．また，実践研究として，小児期・AYA期がん経験者向け情報支援サイト「AYA世代のがんとくらしサポート」（https://plaza.umin.ac.jp/~aya-support/）情報セクションの更新・新規コンテンツの作成にかかわる研究や，小児期・AYA期がん経験者向け「よりよい意思決定のための就職活動応援ガイド」（https://plaza.umin.ac.jp/~aya-support/life/work/mab14/）の啓発・改訂活動を行っている．

### 所属学会

　イギリス心理学会，日本健康心理学会，International Psycho-Oncology Society（Survivorship関心グループ），日本看護科学学会，日本がん看護学会，AYAがんの医療と支援のあり方研究会（編集委員），Japanese Journal of Clinical Oncology（査読委員），他．

### おもな著書

　『看護・医療系研究のためのアンケート・面接調査ガイド』（診断と治療社，2011），『テーマティック・アナリシス法』（ナカニシヤ出版，2016），『がんサバイバーシップ学』〔メディカル・サイエンス・インターナショナル，2022（第20章分担訳）〕，『医療従事者が知っておきたいAYA世代がんサポートガイド』〔金原出版，2018（就労支援，他分担執筆）〕

# 序　文

　『看護・医療系研究のためのアンケート・面接調査ガイド』の上梓後，診断と治療社の土橋氏・川口氏，前回の共著者である齋藤氏が「さらに読者のお役に立てる何かができないか」と話し合いを重ねて企画された本書も，第2版となりました．今回の改訂では，前回触れなかった既存尺度の解説や，読者のみなさんが統計解析の解説書に進む前に知っておくとよい事柄をコラムというかたちで解説しています．また，本文の前に「本書の使い方」で本書の構成の意図を概説し，あわせて読者のニーズに応じた各章の活用法をフローチャートでお示ししました．さらに，付録データの活用についての記述も充実させ，読者が本書を手に取った際に「どんなことが体験できるのか？」を感じられるようにしました．

　世の中には数え切れないほどのアンケート用紙，質問紙，尺度とよばれるものが存在します（私も新規尺度を作成し，世に送り出している者の1人ですが）．聞きたいことをきちんと聞くことができる，つまり著作者の意図どおりに，対象者が質問文を理解し，回答を返してくれるような質問紙は案外少ないものです．質問紙の作成は，研究計画を立案する段階から始まっています．「何を目的に，誰に，どのような内容をたずねる必要があるのか，そして収集した回答をどのように集計，統計解析するのか」が定まっていませんと，質問内容や回答の選択肢を詰めて考えていくことができません．さらに，よりよい質問紙作成のためにはルールがあります．それを押さえながら，常に「こうたずねたら，どう回答してくるか」といった対象者の思考をシミュレーションしながら作成することも大切です．

　本書は，これから質問紙作成を自分でやってみようと考えている医療・保健・福祉従事者や学生向けに書かれたワークブックです．まず，既存の質問紙の例を3つ示します．比較してみるとおもしろいでしょう．前述のとおり，「質問紙作成は研究計画立案時から」と考えていますので，質問紙調査実施に必要と思われる研究デザインについて簡潔に解説しています．次に，質問紙作成の過程（研究目的の設定から回答の選択肢の決定まで）を10のセクションに分けて解説し，全セクションを1つずつワークできるように工夫をしました．さらに，データのコード化，Excelを使ってのデータのまとめ方を解説し，図表の作成例を紹介しています．前述したとおり，読者のみなさんのご経験や疑問にあわせて必要な章だけを読み進められるように，「本書の使い方」でフローチャートを追記しました．

　本書を通して，よりよい質問紙の作成方法に出会い，みなさんの質問紙作成にご活用いただけましたら，筆者として幸甚です．

　最後になりましたが，本書の改訂にあたり，筆の遅い私を温かく見守ってくださり，適切なご助言をくださいました，診断と治療社編集部の土橋幸代氏，瀬崎杏奈氏，鈴木敏行氏に心から感謝いたします．

2023年9月

　　　　　　　　　　　　　　　　　　　　　　　　　　　　土屋雅子

# 看護・医療系スタッフのための 質問紙作成ワークブック　改訂第2版

# 目　次

## 本書の使い方

　本書の第 1 章と第 2 章では，質問紙調査の基礎知識の確認，第 3 章と第 4 章においては，質問紙の作成，および集計を学ぶ実践になります．みなさんの質問紙調査のご経験の程度によって，本書の読み進め方が異なるかもしれません．ご自身にとって必要な箇所がパッと読めるように，フローチャートを作成しました．ご自身のご経験，疑問点などにあわせて，本書をご活用いただければと思います．

　まず，第 1 章では，みなさんと質問紙のイメージを共有するために，国内外で広く使用されている質問紙 2 つと筆者作成の質問紙を 1 つご紹介します．第 2 章では，質問紙調査の基礎について，研究デザイン，対象者の選定方法（サンプリング），データ収集方法，質問紙の選定および質問項目について簡潔に解説しています．第 3 章では，質問紙調査の実施，および新たに質問紙を作成する際，決める必要がある事柄を，ワークシート形式で整理していきます．また，質問文の作り方については，対象者の背景情報，行動面，身体面，心理面，社会面のそれぞれの質問文を例示し，みなさん自身が作成した質問文をワークシートに書き込んでいきます．付録の「質問項目作成ワークシート」を活用してもよいでしょう．第 4 章では，Excel を用いたデータの集計方法や，図表の作成方法を例示しながら解説しています．診断と治療社のウェブ上（http://www.shindan.co.jp の本書のページ）に，付録として Excel のサンプルデータを掲載しています．ダウンロードしたうえで，第 4 章を参照しながら実際にデータの集計にトライしてみるとよいでしょう．

　さらに，本書内ではコラムを 12 件掲載しています．既存尺度の簡単な解説や，古典的テスト理論に基づく尺度の信頼性・妥当性，統計解析に関する話題について，なるべく平易な言葉で解説するように努めました．コーヒーブレイクのときに，お気軽にお読みください．

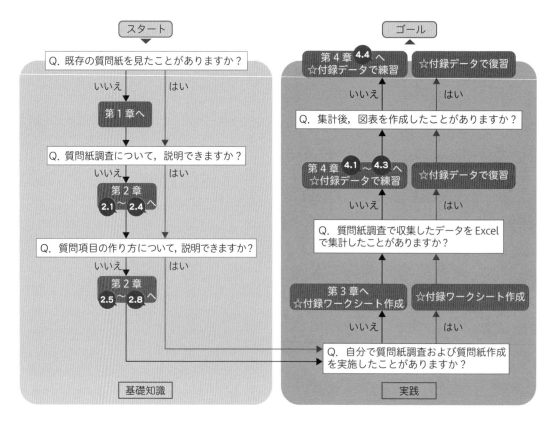

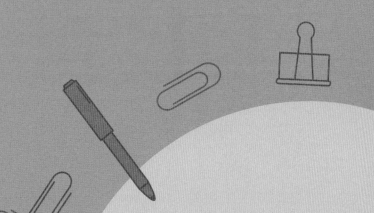

# 第1章

## 質問紙をみてみよう

　この章では，国内外を問わず広く使われている質問紙を2つと，私が作成した質問紙を1つご紹介します．質問紙でたずねている内容はもちろんのこと，レイアウト，質問文，回答の選択肢などを注意深くみてください．比較してみるとおもしろいでしょう．そして，各質問紙のなかにクイズがあります．どれぐらいクイズに答えられるか，試してみましょう！

# 1.1 標準化されている質問紙の例 ~SF–36 v2™

ここでは標準化された質問紙の例として，「SF–36 v2™（MOS 36-Item Short-Form Health Survey）」を取り上げます．SF–36 v2™は主観的健康感（健康関連 QOL）を測るための尺度として広く用いられています．

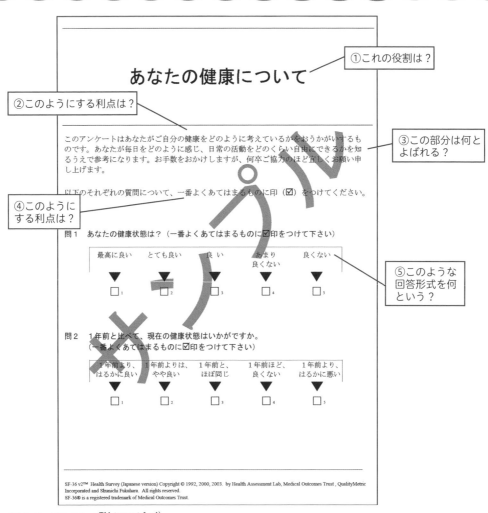

図 1-1　SF–36 v2™（部分）[1~4]
〔Suzukamo Y, et al.：Validation testing of a three-component model of Short Form-36 scores. J Clin Epidemiol 64：301-308, 2011；Fukuhara S, et al.：Translation, adaptation, and validation of the SF-36 Health Survey for use in Japan. J Clin Epidemiol 51：1037-1044, 1998；Fukuhara S, et al.：Psychometric and clinical tests of validity of the Japanese SF-36 Health Survey. J Clin Epidemiol 51：1045-1053, 1998；福原俊一，他：SF-36 v2 日本語版マニュアル．iHope International 株式会社，京都，2004，2019〕

⑥このようにするのはどうして？

問3 以下の質問は、日常よく行われている活動です。あなたは健康上の理由で、こうした活動をすることがむずかしいと感じますか。むずかしいとすればどのくらいですか。
（ア〜コまでのそれぞれの質問について、一番よくあてはまるものに☑印をつけて下さい）

⑦このようにするのはどうして？

|  | とてもむずかしい ▼ | 少しむずかしい ▼ | ぜんぜんむずかしくない ▼ |
|---|---|---|---|
| ア）激しい活動、例えば、一生けんめい走る、重い物を持ち上げる、激しいスポーツをするなど | ☐1 | ☐2 | ☐3 |
| イ）適度の活動、例えば、家や庭のそうじをする、1〜2時間散歩するなど | ☐1 | ☐2 | ☐3 |
| ウ）少し重い物を持ち上げたり、運んだりする（例えば買い物袋など） | ☐1 | ☐2 | ☐3 |
| エ）階段を数階上までのぼる | ☐1 | ☐2 | ☐3 |
| オ）階段を1階上までのぼる | ☐1 | ☐2 | ☐3 |
| カ）体を前に曲げる、ひざまずく、かがむ | ☐1 | ☐2 | ☐3 |
| キ）1キロメートル以上歩く | ☐1 | ☐2 | ☐3 |
| ク）数百メートルくらい歩く | ☐1 | ☐2 | ☐3 |
| ケ）百メートルくらい歩く | ☐1 | ☐2 | ☐3 |
| コ）自分でお風呂に入ったり、着がえたりする | ☐1 | ☐2 | ☐3 |

2

図1-1（つづき） SF-36 v2™（部分）[1〜4]

〔Suzukamo Y, et al.：Validation testing of a three-component model of Short Form-36 scores. J Clin Epidemiol 64：301-308, 2011；Fukuhara S, et al.：Translation, adaptation, and validation of the SF-36 Health Survey for use in Japan. J Clin Epidemiol 51：1037-1044, 1998；Fukuhara S, et al.：Psychometric and clinical tests of validity of the Japanese SF-36 Health Survey. J Clin Epidemiol 51：1045-1053, 1998；福原俊一, 他：SF-36 v2日本語版マニュアル. iHope International株式会社, 京都, 2004, 2019〕

図中の①〜⑦のクイズを考えてみましょう. 回答例はp. 7〜8にあります.

## 1.2 標準化されている質問紙の例 ～ピッツバーグ睡眠質問票日本語版

もう 1 つの標準化された質問紙の例として，「ピッツバーグ睡眠質問票日本語版」を取り上げます．ピッツバーグ睡眠質問票日本語版は睡眠の質と睡眠障害に関する尺度として広く用いられています．

①これはどんな役目？

過去 1 か月間におけるあなたの通常の睡眠の習慣についておたずねします。
過去 1 か月間について大部分の日の昼と夜を考えて，以下のすべての質問項目にできる限り正確にお答えください。

問 1　過去 1 か月間において，通常何時ころ寝床につきましたか？

就寝時間　　（1.　午前　2.　午後）　　時　　分ころ

②このように時刻をきくことで何ができる？

問 2　過去 1 か月間において，寝床についてから眠るまでにどれくらい時間を要しましたか？

約　　　　　分

③このような回答の選択肢にするメリットは何？

問 3　過去 1 か月間において，通常何時ころ起床しましたか？

起床時間　　（1.　午前　2.　午後）　　時　　分ころ

問 4　過去 1 か月間において，実際の睡眠時間は何時間くらいでしたか？
　　　これは，あなたが寝床の中にいた時間とは異なる場合があるかもしれません。

睡眠時間　　　1 日平均　約　　時　　分

過去 1 か月間において，どれくらいの頻度で，以下の理由のために睡眠が困難でしたか？最もあてはまるものに 1 つ○印をつけてください。

問 5a. 寝床についてから 30 分以内に眠ることができなかったから。

1.　なし　　　　　　　　2.　1 週間に 1 回未満
3.　1 週間に 1～2 回　　4.　1 週間に 3 回以上

問 5b. 夜間または早朝に目が覚めたから。

1.　なし　　　　　　　　2.　1 週間に 1 回未満
3.　1 週間に 1～2 回　　4.　1 週間に 3 回以上

④このような回答形式を何とよぶ？

図 1-2　ピッツバーグ睡眠質問票日本語版[5]
〔土井由利子，他：ピッツバーグ睡眠質問票日本語版の作成．精神科治療学 13：755-763，1998．掲載にあたっては星和書店より許諾を得て引用〕

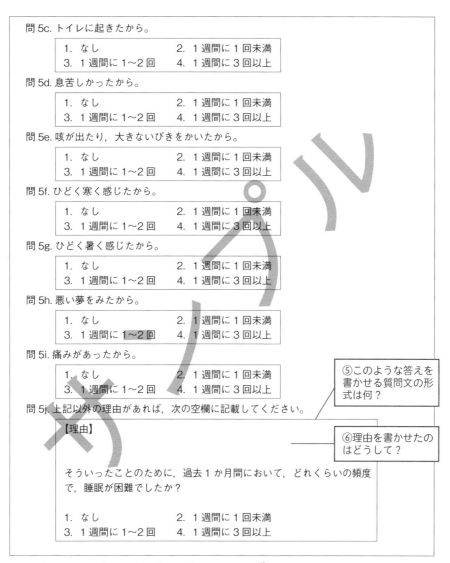

問 5c. トイレに起きたから。

1. なし
2. 1 週間に 1 回未満
3. 1 週間に 1〜2 回
4. 1 週間に 3 回以上

問 5d. 息苦しかったから。

1. なし
2. 1 週間に 1 回未満
3. 1 週間に 1〜2 回
4. 1 週間に 3 回以上

問 5e. 咳が出たり，大きないびきをかいたから。

1. なし
2. 1 週間に 1 回未満
3. 1 週間に 1〜2 回
4. 1 週間に 3 回以上

問 5f. ひどく寒く感じたから。

1. なし
2. 1 週間に 1 回未満
3. 1 週間に 1〜2 回
4. 1 週間に 3 回以上

問 5g. ひどく暑く感じたから。

1. なし
2. 1 週間に 1 回未満
3. 1 週間に 1〜2 回
4. 1 週間に 3 回以上

問 5h. 悪い夢をみたから。

1. なし
2. 1 週間に 1 回未満
3. 1 週間に 1〜2 回
4. 1 週間に 3 回以上

問 5i. 痛みがあったから。

1. なし
2. 1 週間に 1 回未満
3. 1 週間に 1〜2 回
4. 1 週間に 3 回以上

⑤このような答えを書かせる質問文の形式は何？

問 5j. 上記以外の理由があれば，次の空欄に記載してください。

⑥理由を書かせたのはどうして？

【理由】

そういったことのために，過去 1 か月間において，どれくらいの頻度で，睡眠が困難でしたか？

1. なし
2. 1 週間に 1 回未満
3. 1 週間に 1〜2 回
4. 1 週間に 3 回以上

図 1-2（つづき）　ピッツバーグ睡眠質問票日本語版[5]
〔土井由利子，他：ピッツバーグ睡眠質問票日本語版の作成．精神科治療学 13：755-763，1998．掲載にあたっては星和書店より許諾を得て引用〕

　　図中の①〜⑥のクイズを考えてみましょう．回答例は p. 8 にあります．

# 1.3 筆者作成の質問紙の例〜PsDS

最後に私が作成した質問紙の例として，心理社会的不快感を測定する「PsDS（Psycho-social Discomfort Scale）」を取り上げます．PsDS は，乳がん経験者が社会（他者）との関係性のなかでの不快感に関する尺度として開発されました．

①このようにするのはどうして？

②このようにするのはどうして？

以下の質問文について，現在 あなたがどのように感じているかお尋ねします．

5つの選択肢から，あなたが感じていることを最もよく表している番号を1つ選んでください．
それぞれの質問文について，「全く同感だ」と感じた場合には「1」の「とてもそう思う」に○をつけてください．また，質問文について，「全く同感できない」とまで強く感じなくても，「同感できないなあ」と感じたときには「4」の「そう思わない」に○をつけてください．

③このようにするのはどうして？

| | とても<br>そう思う | そう思う | どちらでもない | そう思わない | 全く<br>そう思わない |
|---|---|---|---|---|---|
| 1. 自分の身の周りにある自然は美しいと 気づいた。 | 1 | 2 | 3 | 4 | 5 |
| 2. 乳房は性的魅力の象徴だと 世間の人は考えている と思う。 | 1 | 2 | 3 | 4 | 5 |
| 3. 感謝する気持ちを持つようになった。 | 1 | 2 | 3 | 4 | 5 |
| 4. 自分の家族以外の人に、自分の乳がんについて明かすことは怖い。 | 1 | 2 | 3 | 4 | 5 |
| 5. 家庭での自分の役割に満足している。 | 1 | 2 | 3 | 4 | 5 |
| 6. 自分がやりたいことを自由にやってみたい。 | 1 | 2 | 3 | 4 | 5 |
| 7. 人に自分の乳がんについて明かすことは気分的に楽だ。 | 1 | 2 | 3 | 4 | 5 |
| 8. 乳がんにかかっていない女性よりも、かかった女性に、より親近感を抱いている。 | 1 | 2 | 3 | 4 | 5 |
| 9. 病気になったら負けだと 世間の人は考えていると思う。 | 1 | 2 | 3 | 4 | 5 |
| 10. 健康な人として扱われることも必要だと思う。 | 1 | 2 | 3 | 4 | 5 |
| 11. 自身の乳がん体験から、将来自分に何が起きるかを予測することができないと知った。 | 1 | 2 | 3 | 4 | 5 |
| 12. 人生ははかないと悟った。 | 1 | 2 | 3 | 4 | 5 |
| 13. 自分がこれからやりたいと思うことが 思い浮かばない。 | 1 | 2 | 3 | 4 | 5 |

④このようにするのはどうして？

図 1-3　Psycho-social Discomfort Scale（PsDS）[6]
（Tsuchiya M, et al. : Development of the Psycho-social Discomfort Scale（PsDS）: investigation of psychometric properties among Japanese breast cancer survivors. Psychooncol 21 : 161-167, 2012/日本語原文）

| | | とても<br>そう思う | そう思う | どちらでもない | そう思わない | 全く<br>そう思わない |
|---|---|---|---|---|---|---|
| 14. 家族のために自分を犠牲にしてきた。 | | 1 | 2 | 3 | 4 | 5 |
| 15. 人に助けを求める時、申し訳ないなあと思う。 | | 1 | 2 | 3 | 4 | 5 |
| 16. 乳がんの主治医は、自分の気持ちをよく分かってくれる。 | | 1 | 2 | 3 | 4 | 5 |
| 17. 人から、自分の乳がんについて聞かれると困惑する。 | | 1 | 2 | 3 | 4 | 5 |
| 18. 乳がんの体験を通して、失ったことよりも、得たことの方が大きかった。 | | 1 | 2 | 3 | 4 | 5 |
| 19. 乳がんの主治医は、自分に安心感を与えてくれている。 | | 1 | 2 | 3 | 4 | 5 |
| 20. 誰にでも、自分の弱みを見せることができる。 | | 1 | 2 | 3 | 4 | 5 |
| 21. 健康な女性に対して 劣等感を感じる。 | | 1 | 2 | 3 | 4 | 5 |
| 22. 女性の主な役割は、家庭を守りもりすることだと 世間の人は考えていると思う。 | | 1 | 2 | 3 | 4 | 5 |
| 23. 自分のこれからの人生を 楽しく過ごしたい。 | | 1 | 2 | 3 | 4 | 5 |
| 24. 人から、自分の乳がんについて聞かれると憤りを覚える。 | | 1 | 2 | 3 | 4 | 5 |
| 25. 女性は女性らしくあるべきだと 世間の人は考えていると思う。 | | 1 | 2 | 3 | 4 | 5 |

図 1-3（つづき） Psycho-social Discomfort Scale（PsDS）[6]
〔Tsuchiya M, et al.：Development of the Psycho-social Discomfort Scale（PsDS）：investigation of psychometric properties among Japanese breast cancer survivors. Psychooncol 21：161-167, 2012/日本語原文〕

※ PsDS の使用に関しては筆者（土屋）までお問い合わせ下さい.

図中の①〜④のクイズを考えてみましょう. 回答例は p.8 にあります.

## 文 献

1）Suzukamo Y, et al.：Validation testing of a three-component model of Short Form-36 scores. J Clin Epidemiol 2011；64：301-308.
2）Fukuhara S, et al.：Translation, adaptation, and validation of the SF-36 Health Survey for use in Japan. J Clin Epidemiol 1998；51：1037-1044.
3）Fukuhara S, et al.：Psychometric and clinical tests of validity of the Japanese SF-36 Health Survey. J Clin Epidemiol 1998；51：1045-1053.
4）福原俊一, 他：SF-36v2 日本語版マニュアル. iHope International 株式会社, 京都, 2004, 2019
5）土井由利子, 他：ピッツバーグ睡眠質問票日本語版の作成. 精神科治療学 1998；13：755-763.
6）Tsuchiya M, et al.：Development of the Psycho-social Discomfort Scale（PsDS）：investigation of psychometric properties among Japanese breast cancer survivors. Psychooncol 2012；21：161-167.

質問の回答例
1.1（p. 2〜3）
①質問紙のタイトル：質問紙の内容を端的に表現し, 対象者に何についての質問かを知らせる役割
②「ご自分の健康」とすることで, 対象者に一般的なことではなく自分自身のことについて回答すればよいことを知らせ, 回答への抵抗感を減らすこと
③教示文

④1 つの質問文に対して 2 つ以上回答されることを防ぐこと
⑤評定法(リッカートスケール)
⑥これからたずねることは特別なことではなく，日常生活での活動であると知らせ，心の準備をしてもらうため
⑦「激しい運動」は，対象者により受け取り方が異なると考えられるため，具体的な例をあげ同じ内容に対して回答してもらうことを意図している

## 1.2 (p. 4〜5)

①タイムフレームを示すことにより，すべての対象者に同じ条件下で質問し回答させる役目
②データ収集後にこの変数と別の変数を用いて計算ができる
③データ収集後に連続変数からカテゴリー変数に変換し，まとめることができること
④多項回答法
⑤自由記載質問
⑥研究者が用意した問 5a〜問 5i に該当しない回答を拾い上げるため

## 1.3 (p. 6〜7)

①タイムフレームを示すことにより，過去ではなく現在どう感じているかをたずねるため
②1 つの質問文に 2 つ以上の回答，あるいは数字と数字の間に○印をつけられること防ぐため
③対象者自身の考えではなく，一般的なことを聞いていることを伝えるため
④「自分の乳がん体験から」と限定することで，各対象者の人生のなかで経験している他の影響を排除するため

---

Column 1

### ●「標準化された質問紙」の"標準化"とは？

　第 1 章では，「標準化された質問紙」を 2 つ紹介していますが，「標準化」って何だろうと思われたかもしれません．このコラムでは，尺度の標準化についてお話したいと思います．

　こういう状況を想像していただきたいのですが，2 つの異なる尺度で同時に得られた得点，たとえば異なる QOL 尺度の得点を比べたいと考えています．でも，そのまま比較することはむずかしそうです．このようなときに，得点の変換を行うことがあります．

　それぞれの尺度得点の全体の平均値および個別の平均値と標準偏差が明らかになっている場合，尺度の得点を，平均値＝0，標準偏差＝1 に変換し，異なる尺度間の得点の比較を可能にすることがあります(これを標準スコアとよびます)．この標準スコアは負の値をとることがあるため，扱いやすくするために，標準スコアを新たな平均と標準偏差を用いて $T$ スコア(標準化スコア)に変換します．

　先述した「新たな平均と標準偏差」の設定には，いろいろな方法がありますが，本章でご紹介した SF-36 v2™(p. 2)の場合，日本の全国標準値(平均値と標準偏差)を用いて，$T$ スコアを算出しています．また，年齢別・性別のわが国の全国標準値を用いて，それぞれの $T$ スコアを算出しています．このように，尺度を標準化することによって，あなたの研究対象者の SF-36 v2™の得点と，日本国民の SF-36 v2™の得点を比較することが可能となり，対象者の QOL がどの程度高いのかあるいは低いのかを評価することができます(対象者のスコア算出方法は，SF-36 v2™のマニュアルをご参照ください)．なお，SF-36 v2™のライセンス登録を行うとマニュアルが入手可能となるようです．

#### 参考文献

・Streiner DL, et al.：第 7 章 質問項目から尺度へ．木原雅子，他(訳)：医学的測定尺度の理論と応用—妥当性，信頼性から G 理論，項目反応理論まで．メディカル・サイエンス・インターナショナル，2016：128-154.
・Qualites 株式会社：https://www.qualitest.jp/manual/manual.html(アクセス日：2023 年 3 月 29 日)

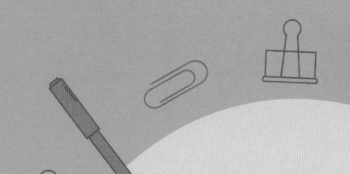

# 第 2 章
# 質問紙を用いた調査について理解しよう

　この章では，次の３つ，①質問紙を用いてどのような調査研究が
実施できるのか，②調査実施前に理解しておきたい基本的事項はど
のようなことか，③"よりよい"質問紙を作成するための約束事はど
のようなことかについてみていきましょう．第1章のクイズにスラ
スラッと答えられた方は，ご自身の知識を確認するつもりで読み進
められてもよいでしょう．でも，第1章でのクイズがむずかしいと
感じられた方は，本章をじっくりと読んでください．そして，もう
一度，第1章の質問紙に戻り，クイズに解答できるかチャレンジし
てみましょう！

# 2.1 どのような研究で質問紙を使う？
## ～研究目的と研究デザイン

　みなさんは，「質問紙を用いた調査」と聞いて，どのような調査を思い浮かべますか？　「調査」ですから，漠然と質問が並んでいる用紙を使って調べものをしているのではなく，何かを調べるために実施しているわけです．その「何か（明らかにしたいこと）」は，その調査の目的といえます．ここでは，質問紙を用いた調査の目的を次の3つ，①実態の把握，②要因の特定，③介入効果の検討に分けて紹介します．そして，それぞれの目的によく使用される研究の型（研究デザイン）についても述べていきます（表2-1のまとめもご覧ください）．

## 1 実態の把握

　物事の全体像や人々の考え方などを把握する調査として，たとえば，国勢調査に代表される生活実態調査，病院で患者さんに実施している満足度調査，ある疾病に罹患している人の割合を調べる有病率調査などがあげられます．

　調査実施の回数や時期ですが，実態の把握を「現時点」で行いたい場合には，1回だけ調査を行います．これを横断研究（cross-sectional study）といいます．国勢調査や世論調査などのように年に1回など，特定の間隔をあけて行う連続調査も横断研究の一種です．調査ごとに対象者が変わるため，同じ対象者に対して何度も調査を行う研究〔前向き研究（prospective study）〕とは研究デザインが異なります．

　次の図2-1に横断研究における，時間軸上のみなさんの位置と調査実施時期を示します．

## 2 要因の特定

　ある事象が起こる，あるいは生じる要因を特定する調査として，たとえば，疾病と生活習慣の関連性を調べる調査，喫煙や飲酒行動を抑制する要因を調べる調査，患者さんの心理的苦痛を軽減する要因を特定する調査があげられます．

表2-1　研究目的とおもな研究デザイン

| 研究目的 | おもな研究デザイン | 特徴 |
|---|---|---|
| 実態の把握 | 横断研究 | 「現時点」の1回の調査で実態を把握 |
| 要因の特定 | 後ろ向き研究 | 「現時点」の事象の要因を現在，あるいは過去にさかのぼって特定 |
| | 前向き研究 | 事象の発生に関連性が予測される情報を「現時点」で得て，一定期間あけて繰り返し調査し要因を特定 |
| 介入効果の検討 | 群内比較試験 | ある介入を行い，その効果を介入の前後で比較して検討 |
| | 群間比較試験 | ある介入を行う群，行わない群を設け，介入の効果を群同士で比較検討 |

調査実施の回数や時期ですが，次の2つが考えられます．まず，「現時点」で発生している事柄の要因を現在，あるいは過去にさかのぼって特定することがあります．この場合，すでに発現，あるいは発生している事象を抱えたグループ（ケース群）と抱えていないグループ（コントロール群）を作り，そのグループ間の違いに影響を与える要因を後ろ向きに調べます．これを後ろ向き研究（retrospective study）といいます．具体的には，患者さんに，過去の生活状況を詳細にたずね，現在抱えている疾患との関連性を探索する調査が考えられるでしょう．当然のことですが，要因となる事柄は，事象発生，あるいは発現時期よりも時間的に後ろに起こることはありません．次に，時間と費用がかかりますが，ある疾病の発症に関連がありそうな要因に関する情報を「現時点」で得て，一定期間あけて疾病の発症などを確認しながら繰り返し調べたうえで，要因の特定をすることがあります．これを前向き研究といいます．

図2-2に後ろ向き研究，図2-3に前向き研究における時間軸上のみなさんの位置と調査実施時期を示します．

## 3 介入効果の検討

ある介入を行い，その効果を検討する調査として，たとえば，現行のケアに加えて痛みのコントロールを実施し，実施前後の身体的な痛みの程度の変化を調べる調査，あるいは現行のケアのみを受けるグループ（対照群）と現行のケアに加えて心理教育的

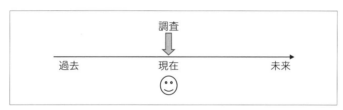

図2-1 横断研究における研究者の位置と調査実施時期

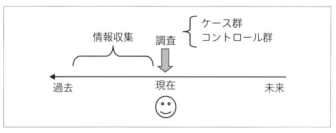

図2-2 後ろ向き研究における研究者の位置と調査実施時期

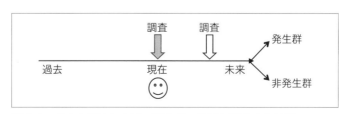

図2-3 前向き研究における研究者の位置と調査実施時期

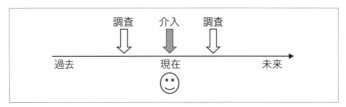

図 2-4　群内比較試験における研究者の位置と調査実施時期

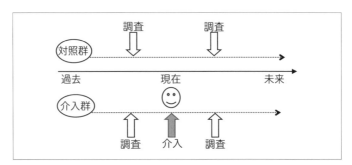

図 2-5　群間比較試験における研究者の位置と調査実施時期

なケアを受けるグループ(介入群)とに分け，グループ間の心理的不安感の変化の差を比較する調査があげられます．前者を群内比較試験，後者を群間比較試験といいます．

　群内比較試験は，看護介入などで倫理的に対照群をおくことができないと判断される場合によく使われる研究デザインですが，一般的には，現行のケアと比べて新たな治療法や療法には効果があるかどうかは不明なため，対照群をおきます．この場合には，対照群の患者さんに不利益にならないように，調査後にフォローアップを行うのが一般的です．

　調査実施の回数や時期は，短期的な効果を検討したい場合には，介入前に 1 回，介入後に 1 回行います．長期的な効果も検討したい場合には，さらに，介入後に繰り返し調べます．

　図 2-4 に群内比較試験，図 2-5 に群間比較試験における，時間軸上のみなさんの位置，介入の時期と調査実施時期を示します．2 つの図を比較してみると特徴がつかみやすいと思います．

## 2.2 どのような方法で対象者を選定する？ ～サンプリング

　みなさんは，患者さんやご家族などの考えや意見を 1 人や 2 人ではなく，多くの方から聞きたいと考えていますね（そのために，質問紙を使用しようとしています）．では，「お考えやご意見を伺う方（調査対象者，以下対象者）」をどのようにして選定しますか？　ここでは，対象者を選定する方法（サンプリング）を次の 2 つ，①全例調査と標本調査，そして，標本調査のなかでも臨床現場でよく使用される方法の，②簡便法について述べていきます（表 2-2 のまとめもご覧ください）．

## 1 全例調査 vs. 標本調査

　質問紙調査に代表される量的研究の基本的な考え方について，少しだけ触れておきたいと思います．量的研究が目指すところは，調査研究の結果がどれだけ広く，多くの人々に応用可能であるか（一般化可能性）です．たとえば，対象者が，糖尿病 II 型に罹患している患者さんでしたら，みなさんの研究結果は，世界中の糖尿病 II 型に罹患している患者さんへ応用可能かどうかということを考えなくてはなりません．この「世界中の糖尿病 II 型に罹患している患者さん」は，言い換えると，みなさんの研究における母集団となります．しかし，世界中の糖尿病 II 型に罹患している患者さんを対象にして調査研究を行うことは，現実的ではありませんし，効率のよい方法ではありません．そこで，最小限の努力で，かつ効率のよい方法である，母集団を代表するような調査対象集団を選定する方法が考え出されました．

　図 2-6 をみてみましょう．外側の大きな円は母集団を表しています．そのなかには，みなさんがアクセス可能な施設内の対象者（調査対象集団）が存在しています．そして，実際の調査に参加される対象者（標本）が存在します．円の中心にいくにつれて，対象集団の規模が小さくなっていきますが，みなさんの調査に参加される対象者は，母集団の一部であるということがおわかりいただけるかと思います．目の前の対象者だけではなく，その背後にある母集団を意識しながら，サンプリングの方法を考えて調査を行っていくことが，量的研究では大切なこととなります．

　母集団を反映させるサンプリングの方法の 1 つとして，俗にいう「くじびき〔無作為抽出法（random sampling）〕」があります．この方法が，臨床現場で困難である場合に

表 2-2　サンプリング方法とその特徴

| サンプリング方法 | サンプリング種類 | 特徴 |
|---|---|---|
| 全例調査 | － | 対象者全員を網羅 |
| 標本調査 | 無作為抽出法 | 対象者を確率により抽出 |
| | 簡便法 | 対象者を条件に当てはめて抽出 |

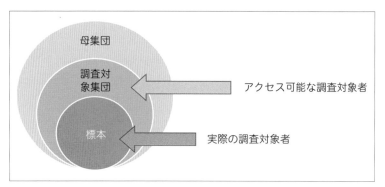

図 2-6　母集団，調査対象集団と標本との関係

は，臨床現場で適している方法を選択することも大事なことです．つまり，常に，母集団と標本との関係，代表性に欠ける方法か否かということを理解したうえで，サンプリング方法を選択していくことが最も大切なことです．

## 2 簡便法

　　母集団の代表性には欠けますが，臨床研究に適している，そしてよく用いられる方法として「簡便法(convenience sampling)」があります．利点としては，実行が容易である点があげられます．簡便法は，どのような人を対象者として含めるのか(適格基準)，また含めないのか(除外基準)を満たすすべての方を研究対象とします〔適格基準や除外基準は，研究計画立案時に決定しておくべき事柄です．どのようにして設定するかは，第3章 **3.3** 調査の対象者を決めよう(p. 52)でみていきます〕．具体的には，適格基準が「頭痛のために受診にきた成人女性」であれば，頭痛外来の待合室にいる成人女性の患者さんに，順次声をかけていくという方法が考えられるでしょう．

　　余談ですが，声をかけるときに，調査に使う書類，たとえば，調査内容が書かれた文書，質問紙や同意書などを準備しておくとよいでしょう．調査内容の書かれた文書を使って，調査の目的やその重要性，調査参加への倫理的配慮などを説明することで，関心をもっていただく一助となります．質問紙は，「質問数の分量をみたい」とおっしゃる方に，提示するときに役に立ちます．そして，同意書は，その場で参加に同意をされた場合に，その場でご署名をいただくのに役立ちます．その場で参加に同意されることを躊躇している，あるいは少し考えたいという方には，「また，お声をかけるので，考えていただけますか」とお伝えするのも忘れないでください．

# 2.3 どのような方法で質問紙を配布し回収する？〜データ収集方法

ここでは，対象者に質問紙を配布する方法と，記入された質問紙の回収方法についてご紹介します．みなさんが，どのような場所で対象者を選定するのか（例：病院内，地域，グループの会合など），その方々と接触する方法（例：対面，インターネット），また，もう一度会う機会はあるのか（例：退院前の接触，外来受診の間隔，会合の頻度）によって，質問紙の配布や回収方法はおのずと変わってきます．表 2-3 に，配布方法と回収方法の組み合わせをまとめました．各項目の説明をお読みになった後に，ご自身の調査に見合った組み合わせを探してみてください．

## 1 配布方法（手渡し・郵送法・インターネット）

　　質問紙の配布方法として，対面が可能な場合一番簡単で経済的な方法は手渡しです． **2.2** **2** 簡便法（p.14）で述べましたように，調査への参加に同意された方に調査用紙一式を直接お渡した後は，記入された質問紙の回収を待つだけです．しかし，多くの標本数を得ようとすると，手渡しでの配布はマンパワーの確保が必要となります．

　　次に，かなり多くの標本数であっても対応できる方法が郵送法です．しかし，手渡しに比べて，郵送費用がかかります．郵便事情や対象者からいただいた住所の正確性によって，確実に対象者の手元に届いたかどうかは，普通郵便の場合はわかりません．配達記録の残る郵送手段を使うか，あるいは期日までに返信がなかった対象者にハガキや電話でフォローアップをするかどうかも含めて，あらかじめ考えておくとよいでしょう．

　　COVID-19 の影響により，病院，地域，グループの会合時に，対面で質問紙の配布を行うことがむずかしい状況が続きました．一方で，ウェブ上で質問紙を簡単に作成できるソフトが増え，私たちの日常生活と同様に，質問紙調査の世界でもデジタル化が進んでいます．手渡し・郵送法のほかにもデータ収集方法が増え，質問紙調査のハードルがコスト面で低くなっているような印象です．ウェブ上で質問紙を作成でき

表 2-3　質問紙の配布方法と回収方法の組み合わせ

| 配布方法/回収方法 | 手渡し | 郵送法 | インターネット |
|---|---|---|---|
| その場で直接回収 | ○ | × | ○ |
| 回収箱で後日回収 | ○ | △* | × |
| 郵送法 | ○ | ○ | △** |

＊：次回の会合や受診時に記入した質問紙を持参してもらい，投函してもらうことも可能であるが，持参忘れが発生する可能性がある．

＊＊：インターネット環境などの理由により，ウェブ質問紙にアクセスできない場合や回答後に送信できない人向けに，紙媒体の質問紙を準備するとよい．

るソフトは，無料のものから有料のものまでありますが，質問項目数や機能，セキュリティ，費用などの面から検討し，ご自分にとって適切なソフトを選択するとよいでしょう．ちなみに，Google Form や Questant（マクロミル）は使い勝手がよいように思います．ウェブ上で質問紙を作成しますので，その質問紙のウェブサイトには URL（uniform resource locator）が付与されます．その URL をそのまま，もしくは QR コードに変換して電子メールで配信したり，対象者募集のチラシに掲載して電子メールに添付したりしてもよいでしょう．

## 2　回収方法〔その場で直接回収（対面・インターネット）・回収箱で後日回収・郵送法〕

　質問紙の回収方法として，対面・インターネットでの配布（信）にかかわらず，一番簡単で経済的な方法はその場，もしくはインターネットでの直接回収です．対面の場合，会合などで質問紙を配布し，次回の集まりまでに間隔があいてしまう場合に，その場で記入をお願いし，その場で回収する方法です．インターネットでの配信の場合，対象者がウェブ質問紙に回答し送信することで，回答が自動的に保存されます．

　次に，回収箱での回収ですが，これは，外来や病棟などに質問紙の回収箱を設置しておき，質問紙の記入後に，対象者に投函してもらう方法です．対象者がその場で質問紙を記入する時間が確保できない場合，周りに人がいない環境で記入してもらうのがよいと判断される場合などは，回収箱の設置場所を説明しながら，記入が終えられたら投函してもらうように依頼をするとよいでしょう．みなさんは，1 日に 1 回，あるいは数日に 1 回，回収箱を確認し，記入済みの質問紙を取り出し，保管します．

　最後に，郵送による回収方法をご紹介します．質問紙の配布方法と同様，かなり多くの標本数であっても対応できますが，上記のその場や回収箱での後日回収に比べて，郵送費用がかかります．返信された分だけ支払いをすればよいシステム（料金受取人払郵便）がありますので，特に標本数が多い場合には，郵便局で事前申請をしたうえで調査を開始する工夫をされるとよいでしょう．

## 3　配布・回収時の困りごとをなくすために

　研究者自身が手渡し，その場で回収しない限り，さまざまな困ったことに遭遇します（研究者にとって）．郵送法，およびインターネットで配布（信）する場合，昨今の個人情報保護の観点から，対象者リストの入手が困難なことがあります．すでにお持ちでも情報が古く対象者が転居している，もしくはすでに電子メールアドレスを使用していない場合には，宛先不明で戻ってくることもあります．似たような問題は前向き研究を行う場合にも起こります．対象者から調査研究の説明と同意を得た後に 1 回目はその場で記入してもらい，その後の（ウェブ）質問紙は対象者から教えてもらった住所や電子メールアドレスに送ったとします．手書き文字の判読がむずかしく正確な住所が不明な場合や電子メールアドレスのタイプミスがあると，やはり宛先不明で戻ってきてしまいます．

　そのほか，特にインターネット調査で，対象者リストが入手できない場合に，対象者に関連する団体のホームページや SNS（social networking system）において，対象者の

募集を行うことがあります．これらの方法は，広く対象者を募集できるという点で利点があるのですが，ウェブ質問紙に誰でも自由にアクセスできる状態のままですと，対象者以外（いわゆるなりすまし）の人が回答できる可能性が高まります．それを回避する方法として，各対象者に固有のパスワードを個別にお知らせし，ウェブ質問紙にアクセスするときに入力してもらうなどの工夫が必要となるでしょう．

さらに，郵送調査やインターネット調査の場合には，期日までに回答が戻らないと電話でフォローアップをすることがありますが，まれに，届いていないといわれることがあります．郵送調査の場合には，郵便事情にもよるので，配達記録を残すとよいかもしれません．インターネット調査の場合，研究者の電子メールアドレスがブロックされていて迷惑メールとして扱われてしまう場合もあります．事前に，対象者には，研究者の電子メールアドレスをブロックしないような設定にしてもらうよう注意喚起することも大切です．また，インターネット環境などの何かしらの理由で，ウェブ質問紙にアクセスできない対象者への対応も事前に検討しておくとよいでしょう．紙媒体の質問紙，および返信用封筒（切手付）を用意しておくと安心です．回収方法を郵送法にした場合，対象者の投函忘れは意外と多いものです．私は，以前患者会の方々に調査のお願いをしましたが，回収率が上がらず困ったことがあります．ちょうど，患者会で忘年会か総会が開催される時期でもあり，思い切って患者会の代表者に，その会合で声をかけてもらうように依頼したところ，その後1週間で回収率がぐんと伸びました．ご自身で電話やハガキなどでフォローアップを行う場合もあります．もしそのような予定があるのでしたら，その旨を対象者に事前に知らせてから同意を取るという手順が必要です．

回収箱での回収では，回収箱をわかりやすい場所に設置することと，施設内の設置であれば，そこに回収箱があることをある程度周知させておく必要があります．患者さんのなかには，ご自身で回収箱には行かず，近くにいる看護師やスタッフに手渡すことがあります．スタッフが，誰の何の調査か知らされていない場合，一応患者さんから預かりはするものの，かわりに回収箱へ投函してくれたり，みなさんに手渡したりすることはなかなかないでしょう．貴重なご意見を含んだ対象者からの質問紙をなくさないよう，調査実施の連絡や協力してもらいたいことはある程度は同僚に伝えておきましょう．また，対象者が別の機会に施設にやってきた，あるいは会合に出席したときに回収する場合には，家で記入した質問紙を持ってくるのを忘れるということは必ず起こります．そのようなときにどうするのかを決定しておくことも大切です．

# 2.4 どの質問紙を使用する？
## ～質問紙の選定

みなさんの研究分野でよく使われている質問紙にどのようなものがあるか，事前に必ず確認をしましょう．文献検索時に，先行研究で使われている質問紙を記録しておくとよいでしょう（文献検索の方法は，本書の範囲を超えますので，詳細は参考文献に譲ります）．特に，一般に広く使われている質問紙，つまりみなさんの研究分野の論文に何回も出てくるような質問紙には，よく注目してください．一般に広く使われている質問紙と独自に開発された質問紙の利点と欠点を理解したうえで，独自の質問紙の開発を行っていただきたいと思いますので，ここでは，それらについて述べます（表2-4のまとめもご覧ください）．

## 1 一般に広く使われている質問紙の利点と欠点

一般に広く使われている質問紙の最大の利点は，他の研究者が同一の質問紙を用いて行った研究結果（先行研究の結果）と自分自身が行った研究結果を比較することができる点です．もし，その質問紙がさまざまな言語で翻訳され，広く使われているとすれば，国外の研究結果とも比較が可能となるわけです．このことは，広く知の蓄積に貢献することにつながります．第1章でご紹介しました MOS 36-Item Short-Form Health Survey（SF-36 v2™）（p. 2）はアメリカで開発されたものですが，現在までに多くの言語で翻訳され，包括的 QOL 尺度として，広く用いられています．その国民の平均得点を算出し，標準化されていますから，同じ病を抱えた人との得点比較，異なる病を抱えた人との得点比較，その調査研究が行われている国の国民標準値と比べることができます．

しかし，文化的側面を測定したい場合には，国外で開発された尺度ではうまく測定できないこともあります．標準化されている質問紙の文言を変更する許諾は得られませんので，そのまま用いることになります．ですから，ご自身がたずねたい事柄と，質問紙の項目が完全に一致していないと感じられ，検討を重ねて新しく作成したほう

表2-4　一般に広く使われている質問紙と独自に開発された質問紙の利点と欠点

| 質問紙の種類 | 利点 | 欠点 |
|---|---|---|
| 一般に広く使われている質問紙 | ・先行研究結果と比較できる<br>・質問紙の開発が省略できる | ・国外で開発された質問紙は，文化的側面の測定には不向きなことが多い<br>・自分が調べたい項目が含まれていないことがある |
| 独自に開発された質問紙 | ・文化的側面を反映させることができる<br>・自分が調べたいことを質問紙に反映させることができる | ・先行研究との比較はできない<br>・質問紙の開発に，かなりの時間と労力が必要である |

がよさそうだという結論に至れば，ご自身での質問紙作成について考えてみましょう．

## 2 独自作成の質問紙の利点と欠点

次のような場面を思い浮かべてみてください．みなさん自身の研究に適した質問紙が，この世に存在するかどうか，キーワードを用いて，文献検討をしました．その結果，概念的になかなかよさそうな質問紙が使われている論文に行き当たりました．ですが，論文全体に目を通し，質問紙の各項目を確認してみると，自身の対象者の方にたずねるにはふさわしくない内容だったり，表現だったり，あるいは自身の研究目的からずれているような気がしました．「この部分が，こうだったらよかったのに」と思うかもしれません．

自分で作成した質問紙の最大の利点は，そのようなもどかしさや違和感なく，自分の聞きたいことが，そのまま聞けるということです．しかし，他の研究者に広く知られるようになるまでには時間がかかります．前項で，一般に広く使われている質問紙の利点としてご紹介した，他の研究者が同一の質問紙を用いて研究を行ったり，研究結果同士を比較したりすることがむずかしいことが欠点といえるでしょう．さらに，満足のいく質問紙開発のためには，何度も質問紙がある事柄を安定して測れているか，また測りたいことが測れているか（信頼性と妥当性）の確認を行う必要があります．ご自身が行いたい調査の前段階として，質問紙の開発，および信頼性と妥当性の検討を行う必要があります．信頼性・妥当性の検証の結果，必ずしも好ましい結果が得られるわけではありませんので，本番の調査に行き着くまでに数年かかるかもしれません．そして，この作業には，かなりの労力と時間がかかります．この点も独自作成の質問紙の欠点といえるでしょう．研究計画は，余裕をもって立て，質問紙の信頼性と妥当性の確保がなされたうえで，**2.1** どのような研究で質問紙を使う？(p. 10)で紹介した研究目的に見合った研究を実施するとよいでしょう．

---

**Column 2**

● 感情プロフィール検査（POMS）

感情を測定する尺度の1つである「感情プロフィール検査（Profile of Mood State：POMS）」についてご紹介します．

POMS は，1971 年に，McNair, et al.[1] によって開発されました（原版は英語）．POMS は，全部で65 項目の感情を表す形容詞のリストから構成され，6 つの下位尺度（緊張，抑うつ，怒り，活気，疲労，混乱）について測定します．英語の mood は，持続性が低い一時的な感情のことを指します．また，それは外的な環境にあまり左右されないとされています．POMS を使用する場合には，どのような項目が含まれているのかを理解するほかに，測定している感情の特性を理解しておきましょう．

対象者は，過去 1 週間に，各形容詞が表す状態に自分自身があったかどうかを「全くなかった（0）」〜「非常に多くあった（4）」の 5 件法のなかから最も適したものを選ぶように教示されます．得点が高いほどその感情が強いことを示します．POMS は，精神疾患の患者さん，がん患者さん，アスリート，労働者など，幅広い背景の人々を対象に使用されています．

2012 年には「友好」が加えられた 7 つの下位尺度からなる POMS 2 が Heuchert, et al.[2] によって

開発されました．POMS 2 にはさまざまなバージョンがあり，18 歳以上の成人を対象にした POMS 2-A，13～17 歳の若者を対象とした POMS 2-Y などがあります．さらに POMS 2 には，35 項目からなる短縮版が，それぞれの年代に対して用意されています．

　先述したように，原版は英語ですが日本語も含めて各国の言語に翻訳されています．オリジナル版(65 項目)の日本語版 POMS，およびマニュアルは絶版になっていますので，これから使用を検討される方は POMS 2 をご参照ください．日本語版 POMS 2[3]では，総合的気分状態得点(total mood disturbance score)が標準化されています．さらに，紙媒体とオンライン版の 2 種類が用意されています．なお使用にあたっては，使用資格を満たしたうえで，出版社から質問紙の購入が必要です．また，使用方法・得点化の方法や解釈などについて書かれたマニュアルの購入が必要となりますので，お忘れなく．

### 文　献

1) McNair DM, et al.：Manual for the Profile of Mood States. Educational and Industrial Testing Service, 1971.
2) Heuchert JP, et al.：POMS 2®: Profile of Mood States Second Edition. Multi-Health Systems Inc., 2012.
3) Heuchert JP, et al.(原著)，横山和仁，他(訳)：POMS 2 日本語版 マニュアル. 金子書房，2015.

**Column 3**

### ● 状態・特性不安検査(STAI)

　不安感を測定する尺度の 1 つである「状態・特性不安検査(State-Trait Anxiety Inventory：STAI)」についてご紹介します．

　STAI は，1983 年に Spielberger, et al.[1]により開発されました(原版は英語)．STAI は全部で 40 の質問項目から構成され，ストレスなどによって変化する状態不安(20 項目)と神経症傾向などの特性不安(20 項目)との 2 側面から不安感を測定します．これ以前にも不安を測定する尺度は存在していたのですが，Spielberger, et al.[1]のように，一過性の不安と性格的側面のある不安を区別して測定する尺度はありませんでした．この点において，STAI は画期的な尺度といわれています．

　対象者は，状態不安に関する項目では，現在の気持ちについて「全くあてはまらない」～「非常にあてはまる」の 4 件法のなかから，最も適したものを選ぶように教示されます．一方，特性不安に関する項目では，いつもの気持ちについて「ほとんどない」～「ほとんどいつも」の 4 件法のなかから，最も適したものを選ぶように教示されます．得点が高いほど不安が強い，不安傾向が強いことを示します．STAI にはさまざまなバージョンがあり，18 歳以上の成人を対象にした STAI-Y，中学生以上を対象とした STAI-X などがあります．

　先述したように，原版は英語ですが日本語も含めて各国の言語に翻訳されています．日本語版では，日本文化に即した新たな項目を加えて，先述の STAI-Y を改訂した STAI-JYZ[2]が開発されており，わが国の国民標準値が示されています．なお使用にあたっては，使用資格を満たしたうえで，出版社から質問紙の購入が必要です．また，使用方法・得点化の方法や解釈などについて書かれたマニュアルの購入も必要となります．

### 文　献

1) Spielberger CD, et al.：Manual for the State-Trait Anxiety Inventory. Consulting Psychologists Press. 1983.
2) 肥田野　直，他：新版 STAI 状態・特性不安検査(Form-JYZ). 実務教育出版，2021. https://www.jitsumu-kyou-zai.com/wellness/show_product.php?pid=75(アクセス日：2023 年 3 月 29 日)

**Column 4**

● エジンバラ産後うつ病質問票（EPDS）

　産後の母親のうつ症状を測定する尺度の1つである「エジンバラ産後うつ病質問票（Edinburgh Post-natal Depression Scale：EPDS）」についてご紹介します．

　EPDS は，1987年に Cox, et al.[1]によって産後うつ病のスクリーニングを目的に開発されました（原版は英語）．EPDS は，全部で10の質問項目から構成され，楽しみの欠如，不安，睡眠の状態，悲しさなどのうつ病の症状を測定します．その10項目のなかには身体症状は含まれません．

　対象者は，過去7日間に経験したそれぞれの症状について，「いつもと同様にできた（0）」〜「全くできなかった（3）」などの4件法のなかから，最も適したものを選ぶように教示されます（質問項目によって回答の選択肢の文言が異なります）．

　先述したように，原版は英語ですが日本語[2]も含めて各国の言語に翻訳されています．日本では，産後1か月や新生児訪問時に産後うつ病の早期発見のためのスクリーニング尺度として使用されています．カットオフポイントは8/9点とされています．9点以上の褥婦さんはうつ病の可能性が高いと解釈されますが，境界得点の人がうつ病でないことを保証するものではありません．したがって，EPDS を用いてうつ病の確定診断はできません．なお，研究，および臨床で使用する場合には，ライセンス登録は必要ありません．EPDS の使用方法・得点化の方法や解釈などについて書かれたマニュアルとあわせて，次の日本産婦人科医会のホームページ[3]（https://mcmc.jaog.or.jp/pages/epds）からダウンロードできますのでご参照ください．

**文　献**

1）Cox JL, et al.：Detection of postnatal depression: development of the 10-item Edinburgh Postnatal Depression Scale. Br J Psychiatry. 1987；150：782-786.
2）岡野禎治，他：日本版エジンバラ産後うつ病自己評価票（EPDS）の信頼性と妥当性．精神科診断学 1996；7：525-533.
3）日本産婦人科医会：母と子のメンタルヘルスケア．https://mcmc.jaog.or.jp/（アクセス日：2023年3月29日）

# 2.5 どのような点に気をつけて質問紙を作る？

質問紙を独自に作成する場合には，どのようなことに注意する必要があるでしょうか．質問紙作成時に大切なことは，質問紙を目にした対象者が，どのように考え，どのように質問文に回答をするかという思考のプロセスをシミュレーションしていくことです．これからご紹介する事柄を事前に知らなくても，質問紙を作成することはできるかもしれませんが，収集したデータをまとめるときに，多くの問題が発生する恐れがあります．たとえば，測りたいことが測れなかった，得られた回答が予期しないものだった，あるいは未回答がたくさんあったなどということがないように，しっかりと基本を押さえましょう（表2-5のまとめもご覧ください）．

## 1 質問紙の構成（教示文，質問文，回答の選択肢）

　　質問紙はおもに，どのような事柄をこれからたずねるのか，どのように回答するのかといったことを指示する「教示文」，みなさんが対象者に聞きたいことを文章化した「質問文」とそれに対応した「回答の選択肢」からなります（質問文と回答の選択肢をあわせて，質問項目とよびます）．

　　それでは，第1章のSF-36 v2™(p. 2)のサンプルに戻って，構成をみてみましょう．

### ❶ 教示文

　　太字の「あなたの健康について」は，いわゆる質問紙のタイトルですね．これから，一般的なことではなく，対象者個人（＝あなた）の健康についておたずねしますと最初に宣言しています．そして，その下の「このアンケートは……うえで参考になります」では，さらに具体的に「どのように考えているか」をたずねること，すなわち対象者の「主観的健康」についておたずねしますと補足しています．対象者は，ここまで読んで，「自分のことを答えればよいのだな」という理解に至るわけです．最後に，「お手数をおかけしますが……お願い申し上げます」とお礼を述べることで，対象者が自身

表 2-5　質問紙作成時のおもな注意事項

| | 要素 | 説明 |
|---|---|---|
| 質問紙の構成 | 教示文 | 質問紙の内容と回答方法を明示 |
| | 質問文 | 対象者への質問を文章化 |
| | 回答の選択肢 | 質問文に対応した回答の選択肢の作成 |
| | その他 | 回答記入例，依頼文，レイアウトなど |
| 質問文 | 研究目的 | 研究目的に沿った内容かどうかの検討 |
| | 対象者 | 対象者の年齢などに配慮した語の使用 |
| | 質問形式 | 質問形式により，得られる回答の相違を理解 |
| | 語句の使い方（ワーディング） | 質問の意図するところを明確に対象者に伝えることを目的とした言葉の使い方 |

の時間を割いて参加してくれることへの感謝を示しています．対象者に気持ちよく協力していただけるよう，研究者側が配慮していることがこの謝辞からうかがえます．

謝辞の下に1行あけて，「以下のそれぞれの……印(☑)をつけてください」では，質問に対してどのように回答を記すのかを指示して，教示文のセクションを終了しています．そして，続く問3では，「以下の質問は……活動です」という文章で始めることによって，問3のア)〜コ)までは，問1と問2との質問とは性質を異にすることを示しています．このようにして，問3でどのような事柄について回答するのかを，対象者に準備してもらうわけです．

**❷ 質問文**

太字の「問1　あなたの健康状態は？」は，とても短く簡潔に健康状態をたずねていますね(その後に，教示文の繰り返しをしています．「一番よくあてはまるもの」を強調するためです．1つだけしか選ばないでくださいと対象者に伝えることが大切と，研究者は考えたわけです)．次の「問2　1年前と比べて……」と述べることで，タイムフレームを示し，主観的健康状態の変化を知ろうとしています．

**❸ 回答の選択肢**

問1の質問文のすぐ下に回答の選択肢「最高に良い，とても良い，良い，あまり良くない，良くない」が記されています．これは，5段階評価でのリッカートスケールとよばれる方法です[回答の選択肢については，**2.8** どのようにして回答の選択肢を作る？(p. 35)で詳しく述べます]．そして，回答の選択肢の各下に矢印(▼)と□を示し，5つある回答の選択肢と対象者の回答がずれないように工夫を凝らしています．

**❹ その他**

SF-36 v2™(p. 2)のサンプルから少し離れて，質問紙の構成要素としてほかに含まれる3つのことについて触れておきたいと思います．まず，質問紙のなかに，種類の異なる回答の選択肢が複数含まれている場合には，質問紙の1ページ目に記入例を示すとよいでしょう．回答方法がわからないことによる誤回答や未回答を減らすことができます．しかし，質問紙に含まれる質問文を用いての回答方法の例示は，回答を誘導しているととられかねませんので避けるほうが無難です．図2-7に，私が実際の調査で使用した回答方法の例を示します．

次に，研究の目的や調査内容(質問紙調査の回数や記入にかかる目安の時間など)，倫理的配慮(個人情報の機密性の保持，匿名化，調査辞退の自由の保障，説明と同意など)，研究成果の公表方法，研究代表者名や連絡先などを質問紙の1ページ目に記述することもありますが，「調査依頼文」を用意することもあります．依頼文を別に作成することによって，回答済みの質問紙を提出しても，対象者の手元には調査に関する重要な約束事が残るので，安心感があります．

最後に，前記のように多くの情報を含む質問紙ですから，きちんと体裁を整えましょう．案外と見落とされがちなことですが，質問文と回答の選択肢が2ページにまたがっていたり，紙面に空白がなく文字で埋め尽くされていたり，字が小さすぎたりすると，未回答が増える可能性があります．対象者が，「読みづらい→回答しづらい→面倒くさい→協力しない」という気持ちにならないように，最終確認をお忘れなく．

```
                                   回答方法
  例 1．もし，あなたが女性であれば，以下のように，適切なボックス1つに印をつけてください．
        Q: 性別     女性    ☑         答えたくない    □
                    男性    □
  例 2．もし，あなたが現在30歳であれば，以下のように，カッコの中に「30」と書いてください．
        Q: あなたは現在 (   30   ) 歳です．
  例 3．もし，質問の下に「複数回答可」とあり，該当すれば，1つ以上のボックスに印をつけてください．
        Q: あなたの趣味は何ですか？    料理        ☑
          ＊複数回答可              ガーデニング  ☑
                                 掃除        □
  例 4．もし，質問のすぐ後に顔が5つある場合，あなたが感じたことを最もよく表している顔に
        ○をつけてください．
        Q: 昨晩はよく眠れましたか？     ☺ ☺ ☺ ☹ ☹
```

図 2-7　回答の記入例

## 2 研究目的，対象者と質問文の関係

　質問文を作成するときには，研究目的に沿う内容になるよう注意しましょう．はじめて質問紙を作成する場合には，これが意外とむずかしいのです．あれこれと質問文を考えていくうちに，いろいろなことを聞きたくなるものです．しかし，質問文を研究目的に照らし合わせてよく吟味していくと，必要ではないと思われる質問文，すなわち研究目的から外れてしまっている質問文をみつけることがあります．さらに，みなさんの対象者にとって，適切な質問の分量はどれぐらいなのかということをあわせて考えてみることも大事です(質問紙の記入時間は，15～20分ぐらいが適当であるといわれています)．もし，研究目的から外れているなと感じた質問文は，質問紙から得られた情報をまとめる際に不必要となりますので，思い切って削除しましょう．

　また，質問文を作成するときには，対象者が誰なのかということを常に念頭におきましょう．対象者が子どもの場合と成人の場合では，言語の理解度も異なりますので，質問文に使用する言葉や表現なども異なります．一般的には俗語の使用は，ていねいさに欠けるためおすすめできませんが，青年期の若者が対象者である場合には，若者特有の言葉を使用して親近感を出すという手もあるかもしれません．常に，対象者の側に立って，質問紙を作成しましょう．

## 3 わかりやすい質問文を作るための約束事

　わかりやすい質問とは，一読しただけで，さらっと理解できるものをいいます．研究者の立場から言い換えれば，いかに正確な回答を得ることができるものかということです．では，どのようにすれば，わかりやすい質問文を作ることができるでしょうか．ここでは，さまざまな約束事をみていきたいと思います．

### ❶ 質問形式

　質問文を作成する前に，どのような形式があるのかを理解しましょう．質問形式は，

第2章

表 2-6　質問形式とその特徴

| 選択式質問 | 自由記載質問 |
|---|---|
| 選択肢から回答を選ばせる形式 | 調査対象者の自由な発言を促す形式 |
| あらゆる回答を想定して選択肢を用意する必要がある | 質問に対する答えを事前に用意する必要がない |
| 探索的な研究には適していない | 探索的な研究に適している |
| 記入時間を容易に予測できる | 記入時間を容易に予測できない |
| データ整理・分析を容易に実行できる | データ整理・分析に時間がかかる |
| 回答しにくい質問に適している | 考えなどを聞くのに適している |

〔土屋雅子，他：第Ⅳ章-B　アンケート調査で使う質問紙を作成しよう！　看護・医療系研究のためのアンケート・面接調査ガイド．診断と治療社，2011：44-60〕

表 2-7　ワーディングのコツ

| 注意する点 | 悪い質問文となる要素 |
|---|---|
| 簡潔性 | 一貫性のない語句の使用 |
| | 1 つの質問に異なる事柄が含まれている質問(ダブルバーレル) |
| | 二重否定 |
| 中立性 | 誘導質問 |
| 具体性 | 頻度を表す語句の使用 |
| | タイムフレームの非明示 |
| 正確さ | 専門用語・略語の使用 |

〔土屋雅子，他：第Ⅳ章-B　アンケート調査で使う質問紙を作成しよう！　看護・医療系研究のためのアンケート・面接調査ガイド．診断と治療社，2011：44-60 を参考に著者作成〕

次の 2 つ，選択式質問(closed questions)と自由記載質問(open-ended questions)とに大別されます(表 2-6[1])にそれぞれの特徴をまとめました)．

　「今日の体調はどうですか？　次から一番当てはまる回答を選んでください」といった選択式質問は，「～についてどう思われますか？　ご自由にお書きください」といった自由記載質問とは異なり，対象者の自由な回答を表現する場はありません．一方，自由記載質問は，対象者が自由に回答を記述できるタイプのものですが，質問文の内容によっては，回答者が考えこんでしまうことがあるので，選択式質問に比べて，回答することがむずかしくなってしまうこともあります．しかし，質問紙という特性を活かして，広く意見を募集するような場合や，質問文に含める内容などを事前調査する場合などには有用な質問形式です．

❷ 語句の使い方(ワーディング)

　質問文に用いる語句は，対象者の質問文に対する理解や解釈に影響を与えます．ですから，語句の使い方(ワーディング)は，質問文作成時には細心の注意を払うべき事柄なのです．どのような点に注意するかというと，①簡潔性，②中立性，③具体性，④正確さ，などがあげられます[2]．

　私の場合，何度も何度も自分で質問文を練り直したり，同僚に意見を求めたり，予備調査を何回も実施してご意見を伺ったりしながら，質問文を精練させていきますが，その過程で，自分が意図していないような回答が返ってくることもあります．前記①～④の約束事に加えて，時間をかけて質問文を練りあげるということも大変重要なことです(表 2-7[1])にワーディングのおもなコツをまとめました)．

**ⓐ 簡潔性**

　簡潔性の確保のためには，文章をできるだけ短くし，意味が何通りにもとれるような表現をしないことが重要です．たとえば，1 つの語句をいろいろな言葉で言い換えたりしないようにしましょう．次に例を示します．

---

＜悪い例＞

Q1．あなたは，がん経験者の方の講演を聞いたことはありますか？

Q2．あなたは，がんサバイバーの方の体験談を本で読んだことはありますか？

＜良い例＞

Q1．あなたは，がん経験者の方の講演を聞いたことはありますか？

Q2．あなたは，がん経験者の方の体験談を本で読んだことはありますか？

---

　次に，1 つの質問に異なる事柄が含まれている質問（ダブルバーレル）にならないように気をつけましょう．対象者がどちらに対して回答をしたのか，曖昧でわからない結果となってしまいます．「1 つの質問には 1 つのことしかたずねない」が鉄則です．次に例を示します．

---

＜悪い例＞

Q1．あなたは，料理や洗濯をすることが好きですか？

＜良い例＞

Q1．あなたは，料理をすることが好きですか？

Q2．あなたは，洗濯をすることが好きですか？

---

　さらに，1 つの質問文のなかに，2 つの否定語が出てくる二重否定も，文意が曖昧でわかりにくいものです．次に例を示します．

---

＜悪い例＞

Q1．あなたは，朝食をとらないと仕事に集中できないと思いますか？

＜良い例＞

Q1．あなたは，朝食をとったほうが仕事に集中できると思いますか？

---

**ⓑ 中立性**

　中立性の確保のためには，質問文のなかにある価値観などを含まないようにすることが重要です．たとえば，「～といわれていますが」といった語句を用いないように気をつけましょう．その質問内容に対して，考えたこともなかった，あるいははっきりとした考えをもっていなかった場合には，誘導的な質問になってしまいます．次に例を示します．

---

＜悪い例＞

Q1．インターネットの使用は健康に害を与えるといわれていますが，あなたは，1

---

日何時間ぐらいインターネットを使っていますか？

＜良い例＞

Q1．あなたは，1日何時間ぐらいインターネットを使っていますか？

また，対象者が，ある事柄に該当しているという前提で質問しないように注意しましょう．まず，ある事柄に該当しているかどうかをたずねてから，該当者に対してだけ，追加質問をするような構成にすることが大切です．次に例を示します．

＜悪い例＞

Q1．あなたは，昨日ビールをどれぐらい飲みましたか？

＜良い例＞

Q1．あなたは，昨日ビールを飲みましたか？

　　　いいえ□　　はい□

　　　　　　　↓

　　　「はい」と答えた方は次の質問（Q1-1）にお進みください．

　　　Q1-1．どれぐらい飲みましたか？

### ⓒ 具体性

具体性の確保のためには，漠然とした言葉などを含まないようにすることが重要です．たとえば，人によって異なる語感がある「頻度」を表す語句などは用いないほうがよいでしょう．次に例を示します．

＜悪い例＞

Q1．あなたは，ときどき病院で受診しますか？

＜良い例＞

Q1．あなたは，月に一度ぐらい病院で受診しますか？

また，いつのことをたずねているのかが明示されていないと，対象者は回答に窮することもあります．あまりにも遠い過去のことについてたずねても，その当時のことを正確に答えることはむずかしいですが，タイムフレームを設けることによって，具体性を加えることができるでしょう．次に例を示します．

＜悪い例＞

Q1．あなたは，軽い運動をしましたか？

＜良い例＞

Q1．あなたは，過去1週間の間に軽い運動をしましたか？

### ⓓ 正確さ

正確さを確保するためには，誤字・脱字がないということはもちろんですが，専門用語を含まないようにすることが重要です．たとえば，医療者が普段何気なく使用し

表 2-8　専門用語・略語の言い換え例

| 専門用語 | 言い換え例 |
|---|---|
| リスク行動 | 将来の病気などの原因となる行動 |
| コーピング | （ストレスに対して）うまく対処すること |
| ライフイベント | 人生の節目で起こる出来事 |
| 略語 | 言い換え例 |
| QOL | 生活の質 |
| MS | 多発性硬化症 |
| DM | 糖尿病 |

ている語句であっても一般人である対象者にはわかりづらいこともあります．どうしても専門用語が必要なときには，注釈をつけて，語句の説明をする配慮も必要でしょう．次に例を示します．

---

＜悪い例＞

Q1．あなたは，1 年前に比べて，病気に対する認知的評価の変容を感じていますか？

＜良い例＞

Q1．あなたは，1 年前に比べて，病気に対する捉え方が変化したと感じていますか？

---

また，略語をそのまま質問文に含めることも，対象者への配慮に欠けると思います．次に例を示します．

---

＜悪い例＞

Q1．あなたは，過去 1 週間の ADL は良好であったと感じますか？

＜良い例＞

Q1．あなたは，過去 1 週間の日常生活の動作が良好であったと感じますか？

---

表 2-8 に，専門用語・略語とその言い換え例を示します．ご自身の分野で普段使われている言葉をその分野に明るくないご家族やご友人にたずねてみると，案外「？」という顔をされることがありますので，ご自身で判断に迷われた場合には，たずねてみるとよいでしょう．

---

Column 5

● 健康関連 QOL 尺度：SF-36 v2™，EQ-5D，その他

　Quality of Life（QOL）という用語は，私たちの日常生活でも聞かれるほど，浸透してきています．このコラムでは，医療分野で使用される健康関連 QOL の概念，およびその測定尺度についてご紹介します．

　1980 年代から患者中心の医療の流れのなかで，Patient Reported Outcome（Pro）が医療評価の指標として重要視されるようになり，患者さんの主観的健康度を測定する健康関連 QOL 尺度の開発が盛んに行われてきました．健康関連 QOL の概念は，医療という文脈で語られる QOL となりますので，狭

義といえます．その構成要素は次の3つ，「身体的QOL」「精神的QOL」「社会的QOL」です．

QOL尺度には，おもに包括的QOL尺度と疾患特異的QOL尺度に二分されます．包括的QOL尺度は，疾患の有無にかかわらず，また疾患の種類にかかわらず使用できる尺度を指します．代表的な尺度に，MOS-Short Form 36(SF-36)[1]があります．原版は英語です．SF-36は，全部で36の質問項目からなり，8つの下位尺度〔身体機能，心の健康，日常役割機能(身体)，日常役割機能(精神)，体の痛み，活力，社会生活機能，全体的健康感〕から構成されています．質問項目数の少ないSF-12やSF-8といった短縮版も開発されています．いずれも，日本語版が開発されています． Column 1 「標準化された質問紙」の"標準化"とは？(p. 8)でご紹介したように，日本の国民標準値が示されているため，あなたが関心のある患者さんの得点と比較することが可能です．なお，使用にあたってはライセンス登録が必要です．詳細はQualitest株式会社のホームページ[2](https://www.qualitest.jp/)をご参照ください．

疾患特異的QOL尺度は，がんなど特定の疾患にかかわるQOLを測定する尺度を指します．がん特異的尺度の代表的なものの1つにEuropean Organization for Research and Treatment of Cancer (EORTC)が開発したEORTC QLQ-C30[3]があります．原版は英語です．EORTC QLQ-C30は，全部で30の質問項目からなり，9つの下位尺度(機能スケール：身体面，役割面，認知面，心理面，社会面，症状スケール：疲労，疼痛，悪心・嘔吐など総合的QOL)から構成されています．乳がん，肺がん，頭頸部がんなどのがん種別のモジュールが開発されています．いずれも，日本語版[4]が開発されています(現在はver 3です)．なお，使用にあたっては，ライセンス登録が必要です．詳細はEORTCのホームページ[5,6](https://qol.eortc.org/questionnaires/)をご参照ください．

上記でご紹介した健康関連QOL尺度とは異なりますが，近年，重要視されている医療経済評価に用いられる，選好に基づく(preference based measure)QOL尺度についてご紹介しておきます．選好に基づくQOL尺度の代表的なものの1つにEQ-5D[7]があります．開発時は，英語のほかに4か国語が同時に作成されました．EQ-5Dは，全部で5つの項目(移動の程度，身のまわりの整理，普段の活動，痛み/不快感，不安/ふさぎ込み)から構成されています．EQ-5Dにもさまざまなバージョンがあり，成人を対象とした選択肢が3段階のEQ-5D-3L，5段階のEQ-5D-5L，8～15歳を対象としたEQ-5D-Yがあります．いずれも，日本語版[8]が開発されています．なお，使用にあたっては，ライセンス登録が必要です．詳細はEuroQOLのホームページ[9](https://euroqol.org/support/how-to-obtain-eq-5d/)をご参照ください．

## 文献

1) Ware JE Jr, et al.：The MOS 36-item short-form health survey(SF-36). I. Conceptual framework and item selection. Med Care 1992；30：473-483.

2) Qualitest 株式会社：https://www.qualitest.jp/(アクセス日：2023年3月29日)

3) Aaronson NK：The EORTC QLQ-C30: A quality of life instrument for use in international clinical trials in oncology. Communication at the European Society for Psychosocial Oncology, 1993.

4) Shimozuma K, et al.：The impacts of surgical adjuvant chemotherapy on quality of life(QOL)of patients with breast cancer(BC). A phase III randomized trial comparing URT(Uracil/Tegafur)with CMF in high-risk node negative patients. Proceeding of 35 th Annual Meeting of ASCO. 1999；579a.

5) Kobayashi K, et al.：A cross-validation of the European organization for research and treatment of cancer QLQ-C30 (EORTC QLQ-C30)for Japanese with lung cancer. Eur J Cancer 1998；34：810-815.

6) European Organization for Research and Treatment of Cancer：https://qol.eortc.org/questionnaires/(アクセス日：2023 年3月29日)

7) Herdman M, et al.：Development and preliminary testing of the new five-level version of EQ-5 D(EQ-5 D-5 L). Qual Life Res 2011；20：1727-1736.

8) 池田俊也，他：日本語版 EQ-5 D-5 L におけるスコアリング法の開発．保健医療科学 2015；64：47-55.

9) EuroQOL：https://euroqol.org/support/how-to-obtain-eq-5d/(アクセス日：2023年3月29日)

## 2.6 どのようにして測定したいことを明確にする？〜操作的定義

みなさんの「知りたいこと」は何でしょうか．言い換えれば，これから作成する質問紙を用いて「測定したいこと」は何でしょうか．さらに，その「測定したいこと」を具体的に文章化することはできますか．ここでは，これらの問いへの回答を得るためのプロセスをご紹介します．

### 1 研究目的と変数との関係

本章の **2.1** どのような研究で質問紙を使う？(p. 10)では研究目的について述べました．ところでご自身の研究目的のなかに，「何について知りたいのか」ということが述べられていると思います［詳細な研究目的の設定方法は，第3章 **3.2** 調査の枠組みを決めよう(p. 47)でみていきます］が，はたして，それだけで知りたいことを目にみえる形で測定し，その測定の道具である質問紙を作成することができるでしょうか．

まず，みなさんの研究目的(①実態の把握，②要因の特定，③介入効果の検討)のなかに，どのような種類の変数が含まれるのかを考えてみましょう．①実態の把握では，ある事象について調べるわけですから，1つの変数(＝事象)が含まれています．そして，②要因の特定では，ある事象の発生要因について調べるわけですから，2つの変数(＝事象と要因)が含まれています．最後に，③介入効果の検討では，ある介入が，事象にどれだけ効果があるかを調べるわけですから，2つの変数(＝介入と事象)が含まれています．質問紙の作成では，これらの変数を中心に考えていきます(統計学の世界では，事象を従属変数，要因や介入を独立変数とよびます)．

### 2 概念，操作的定義と質問文との関係

みなさんが作成する質問紙のなかには，研究の目的によってさまざまな役割をする変数が含まれることがわかりました．次に，それらの変数は，何を表しているのかについて考えていきたいと思います．たとえば，研究目的の「②要因の特定」で，みなさんは「就労が健康に影響を与えるのではないか」と考え，それを明らかにしたいと思っています．この研究目的のなかには，2つの変数(就労と健康)が含まれます．そして，就労と健康は，互いに独立したもの(概念)です．

次に，「就労」と「健康」といった概念が，みなさんの研究のなかで，具体的に何を表しているのかを考えていきましょう．私は，「就労」を「有給の仕事とそうでない仕事」の2区分からなると考えました．しかし，「健康」については，「病気ではないこと」と考えつつも，「精神的な病気」を有しない状態も含まれるのかと考え，「健康」とは何を表しているのか，なかなか定まりません．そこで，第1章で示しました，質問紙のサンプル SF-36 v2™(p. 2)を参考にすることとしました．ちなみに，本書では，

SF-36 v2™を一部抜粋して載せていますが，本来は，①全体的健康感，②身体機能，③日常役割機能(身体)，④体の痛み，⑤活力，⑥社会生活機能，⑦日常役割機能(精神)，⑧心の健康，の8つの異なる領域から構成されています．すなわち，SF-36 v2™における「健康」は，これら8つから成り立っているのです．このように，「健康」から抽象度を下げ，研究者が自分の研究で使えるように定義づけることを，操作的定義(operationalized definitions)といいます．この作業によって，何を測定するのかという枠組みがみえてきたことになります．

操作的定義と質問文との関係ですが，操作的定義を決めただけでは，測定可能なレベルとはいえません．次に，大切なことは，みなさんの研究目的に見合うように操作的定義の細分化を行うことです．SF-36 v2™では，「②身体機能」の測定項目として「激しい運動」「適度な運動」「日常生活動作」に関する項目をそれぞれ文章化していることがうかがえます．操作的定義から質問文の作成の仕方については，第3章で詳しくお話しします．

もう1つ，操作的定義の例をみておきましょう．みなさんの職場でも行われているかもしれませんが，提供した医療サービスやケアへの満足感をたずねることは，質問紙調査ではよくあることです．そして，質問紙調査は，ユーザーである患者さんやそのご家族の評価を得るよい機会ともいえます．その満足感が，症状の管理や服薬行動などに影響を与えるとしたら，是非ともたずねておきたい項目となるでしょう．

では，満足感とはどのようなときに起こるのでしょうか？　一般的なことから考えていきましょう．「満足感」とは，何かをやってもらったときに感じるものかもしれません．また，「何かをやってもらった」ことが，自分(受け手)の望んでいることや期待していたこと，すなわちニーズにあっていた場合に「満足だ」と感じるのかもしれません．患者さんやご家族のニーズは，疾患や病状が異なれば，かなり幅があり，かつ個別性があります．ですので，ご自身の対象者に焦点をしぼって考えることが大切です．普段，患者さんやご家族が，医療者や病院システムに対する不満を直接ぶつけてくることはあまりないかと思います．しかし「ありがとうございました」「助かりました」といった感謝の言葉をかけられることはあるのではないでしょうか．どのようなことが患者さんにとってうれしかったのかを思い出しながら，「患者さんの満足感とは」という操作的定義を行うとよいかもしれません．また，すでに満足感調査をしている研究者がいるかもしれません．ちなみに，私が文献検索をした結果，理学療法士のケア提供への満足感についての尺度開発を行っている文献に行き当たりました．Goldstein, et al.[3]が行った研究ですが，満足感を「治療への満足感」「プライバシーの配慮への満足感」「予約の取りやすさへの満足感」「医療費への満足感」「待ち時間への満足感」「スタッフの態度への満足感」「全体としての満足感」などと定義づけていました．私は，理学療法士自身が行った療法に対する満足感を操作的定義とするのかと想像しながら，文献を読み始めたのですが，「プライバシーの配慮」や「予約の取りやすさ」「待ち時間への満足感」など，なるほどと思わされる内容の定義づけでした．みなさんは，患者さんやそのご家族から，どのようなことへの満足感について知りたいですか？　それが，みなさんにとっての操作的定義となります．

## 2.7 どのようにして質問文の数を決定する？～単一項目と複数項目（尺度）

　ここでは，1つの質問紙のなかに，質問文はいくつ含めたらよいかというお話ではなく，聞きたい事柄につき，いくつの質問文を用いてたずねるかということです．たとえば，仕事についてたずねたいときには，「あなたは現在働いていますか？」といった1つの質問文（単一項目）で十分な回答が返ってくることが予想されます．では，現在の体調についてはどうでしょうか．「体調はいかがですか？」といった単一項目でも十分な回答が返ってくるかもしれませんが，「体調」をもう少し具体的に，「頭が痛い」「咳がでる」「腰が痛い」「目がかすむ」などの複数の質問文で聞くことができるかもしれません．このような単一項目と複数項目について簡単にお話したいと思います（表2-9にそれぞれの利点と欠点をまとめました）．

## 1 単一項目と複数項目（尺度）の利点と欠点

　単一項目の利点は，質問文に対する回答が明白であることです．前記の「体調はいかがですか？」に対する回答が「良好・悪い」のうちの「良好」であれば，その対象者は，体調がすぐれているという理解につながります．一方，欠点としては，質問文自体が「体調全般」に対することを聞いていますので，この例では，具体性に欠けるという点があげられるでしょう．また，性別や年齢といった対象者の背景情報以外の事柄，たとえば態度や感情といった抽象的な事柄を単一項目で聞くと，聞きたいことが本当に聞けているかに疑問が残ります．

　複数項目の利点は，同じ概念を共有する単一項目が複数集まっていますから，聞きたいことが本当に聞けているかという疑問が，単一項目よりも減少します．単一項目が複数集まり，同じ概念を測定しているという確認ができると「尺度」とよばれるようになります．心理学のように「目にみえないもの（概念）」を測定することを得意とする分野では「○○尺度」が多く開発されていますが，欠点として，「目にみえないもの（概念）」を測定していますから，具体性に欠けるため，何に対する回答か直感的にわかりづらいことがあげられます．

表2-9　単一項目と複数項目の利点と欠点

| 項目数 | 利点 | 欠点 |
|---|---|---|
| 単一項目 | 何に対する回答かが明白である | 主観的なことについては，聞きたいことが測定できているか疑問である |
| 複数項目 | 主観的なことについては，聞きたいことが測定できている可能性が大きい | 何に対する回答かは直感的にはわかりにくい |

## 2 複数項目を作成するときの概念枠組みの作り方

　みなさんは，質問文を作成する際に，単一項目ではなく，複数項目を用いて尺度を作成してみたいと考えられたかもしれません．尺度として使えるようにするためには，事前にその尺度を構成する概念的な枠組みを決めておく必要があります．方法は，①下位構造，②並列構造，③平面構造などがある[4]のですが，よく使用されている，かつ理解しやすい方法である①下位構造についてご紹介します．

　では，第1章で示しました，質問紙のサンプルをみてみましょう．たとえば，「心理社会的不快感」を測定する PsDS（p. 6）ですが，次の 3 つの下位構造，「自己概念」「社会的開示」「認知的再評価」を想定して概念枠組みを作りました（図 2-8 に構造を示します）．

　PsDS は，乳がん経験者を対象に質的調査研究を経て開発されましたが，社会や他者から受けるネガティブな反応により，自己の価値観や自尊心が低下し（自己概念），身の周りの人に悩みや病気のことを話すことができず（社会的開示），心理的資源となるはずの乳がん体験を違う角度から捉え直すこと（認知的再評価）がむずかしくなると仮説を立て，これら 3 つの下位構造を包括する上位構造を「心理社会的不快感」であると定義づけました．

　ちなみに，各下位構造に含める質問文は，5 つ以上にし，できることなら肯定文と否定文の両方を入れるのがよいとされています．尺度開発のためには，統計的手法を用いて，安定して測れているか，また，測りたいことが測れているか（信頼性と妥当性の検討）を検討します．1 つの下位構造を測定する下位尺度が成り立つためには，質問項目が最低 3 つ[5]以上残らなくてはなりませんから，十分な質問文を用意しておくとよいでしょう．尺度構成法の詳細を語りつくすのは本書の範囲を超えますので，文献を参考ください．

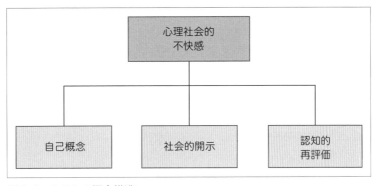

図 2-8　PsDS の概念構造

Column 6

● 尺度の信頼性とは？

　近年，複数項目から構成される尺度開発法は，統計解析手法の精錬により目覚ましい発展を遂げていますが，このコラムでは，いまだ主流である古典的テスト理論における尺度の信頼性の考え方および検証方法についてご紹介したいと思います．

　まず，「信頼できる測定の道具とは何か？」から考えていきましょう．体重，身長，血圧，QOL など何かしらを測定する際には誤差はつきものです（これを測定誤差といいます）．測定誤差には系統的誤差と偶然誤差があります．尺度を用いた場合の系統的誤差には，たとえば，対象者の回答にある傾向があり，反復測定した場合にその傾向が繰り返し出現するといった誤差や，教示の間違いにより対象者全員の回答に影響を与えるような誤差が含まれます．偶然誤差については，質問数が多いことによる対象者への疲労感や騒音などの環境により生じる誤差が含まれます．古典的テスト理論においては，質問紙調査から得られた回答（観測得点）には，真の得点と測定誤差が含まれると考えます．測定の道具である尺度を「信頼できるもの」とするためには，それらの測定誤差をできる限り小さくし，反復測定したときに同じ結果が得られる一貫性が重要とされています．測定誤差を極力小さくする方法として，本書でご紹介している質問項目の作成方法やわかりやすい教示文の作成などが有用でしょう．

　尺度の信頼性を検証する方法として，次の 3 つ，「折半法」「再検査法」「内的整合性」についてご紹介します．折半法は，尺度内の質問項目を 2 つに折半し，対象者にすべての質問項目に回答してもらいます．そして，折半した項目ごとに総合得点を求め，2 つの得点の相関係数により信頼性を評価します．この折半法は，後述する α 係数の台頭により，近年ではあまり用いられない方法かもしれません．次に再検査妥当性は，一定期間の間隔をあけて，同一の対象者に対して同一の尺度を用いて測定し，2 時点におけるそれぞれの得点の相関係数を求めることで信頼性を検証します．この「一定期間の間隔」ですが，短すぎると 1 回目の回答を対象者が記憶していたり，長すぎるとその人の状態などが変化し 2 回目の回答に影響を与えたりする可能性があります．2 週間程度の間隔をあけて，再検査法を用いる研究が多いと思います．内的整合性は，（下位）尺度内における質問項目間の平均的な相関係数を推定することにより信頼性を検証します．代表的な方法に Cronbach の α 係数があります〔詳細については，Column 8　Cronbach の α 係数を知っていますか？（p. 118）をご参照ください〕．

　尺度の信頼性は，対象者背景，尺度が用いられる状況などに影響を受けます．過去の調査研究で「信頼性が担保された」と報告されていても，その調査研究と異なる対象者背景や使用状況の場合には，再度必ず尺度の信頼性の検証を行いましょう．

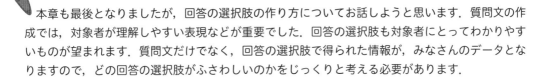

# 2.8 どのようにして回答の選択肢を作る？

本章も最後となりましたが，回答の選択肢の作り方についてお話しようと思います．質問文の作成では，対象者が理解しやすい表現などが重要でした．回答の選択肢も対象者にとってわかりやすいものが望まれます．質問文だけでなく，回答の選択肢で得られた情報が，みなさんのデータとなりますので，どの回答の選択肢がふさわしいのかをじっくりと考える必要があります．

## 1 回答の選択肢の種類の説明

　　回答の選択肢には，「1つだけ選んでください」という教示文を受ける単一回答法と「当てはまるものすべて選んでください」，あるいは「複数回答可」という教示文を受ける複数回答法の2つに大別されます．表2-10[1]にそれぞれの特徴をまとめました．
　　次に回答の表記方法ですが，次の4つ，①二項回答法，②多項回答法，③評定法，④数値の記入などがよく使われます．①二項回答法は，ペットの有無のように2つのカテゴリー(いない・いる)のうち，どちらかをたずねるときに使われます．②多項回答法は，職業のように3つ以上のカテゴリー(会社員・自営業・主婦・学生)をたずねるときに使われます．①と②に共通することですが，みなさんの選択肢が網羅的でない場合には，対象者は該当する選択肢がないと考え未回答とするか，あるいは該当する選択肢はないけれども対象者が一番近いと思う選択肢を選ぶことでしょう．このような状況を少しでも減らし，より正確な回答を得るために，「その他(　　　　　　)」，あるいは「その他(具体的に教えてください：　　　　　　　　)」といった方法が講じられます．③評定法は，ある事柄に対する程度(とても満足・やや満足・やや不満・とても不満)や頻度(全くない・めったにない・時々ある・よくある・非常によくある)をたずねるときに使われます．最後に④数値の記入は，年齢のように該当する数字を対象者に記入してもらう方法です．もちろん年齢は，何歳以上何歳未満といったカテゴリーに分けて①二項回答法や②多項回答法でたずねることができますが，連続変数としてデータ化したほうが，結果をまとめるときに使い勝手がよいです(後から

表2-10　回答形式の特徴

| 単一回答法 | 複数回答法 |
| --- | --- |
| 1つの質問項目に対して，1つの回答しか選択できない | 1つの質問項目に対して，複数の回答を選択してよい |
| データの入力・集計は容易 | データの入力・集計に注意が必要 |
| 類似した質問文が続くと読みにくい | 類似した質問文を省略するので読みやすい |
| 記入に若干時間がかかる | 記入に時間がかからない |

〔土屋雅子，他：第Ⅳ章-B　アンケート調査で使う質問紙を作成しよう！　看護・医療系研究のためのアンケート・面接調査ガイド．診断と治療社，2011：44-60〕

表 2-11　回答の選択肢の表記方法

| 表記方法 | 特徴 | 例 |
|---|---|---|
| 二項回答法 | 2 つのカテゴリーからなる選択肢 | ・あなたの家にペットはいますか？<br>　いない□　いる□<br>・あなたは，昨日薬を飲みましたか？<br>　はい□　いいえ□ |
| 多項回答法 | 3 つ以上のカテゴリーからなる順序を含まない選択肢 | ・あなたの出身国は？<br>　アメリカ□　日本□　イギリス□<br>・あなたは，昨日以下の飲み物を飲みましたか？<br>（複数回答可）<br>　水□　緑茶□　紅茶□　コーヒー□<br>　炭酸飲料□　ビール□　その他（　　　　　）|
| 評定法 | 程度や強度が大きいものから小さいもの（またその逆）順に並んでいる 3 つ以上の選択肢 | ・当店の食事はいかがでしたか？<br>　とても満足□　満足□　不満□<br>　とても不満□<br>・現在の痛みの程度を教えてください．<br>　0　　　　　　　　　　　　10<br>　全く痛くない　　　　非常に痛い |
| 数値の記入 | 連続した数値や程度を記入させる選択肢 | ・お子さんの体重は現在何キロですか？<br>　（　　　　　）kg |

好きなようにカテゴリー分けもできます）．カテゴリー分けできる変数であっても，そのままの連続変数としてデータを集めたほうがよいでしょう．表 2-11 に各表記方法，特徴と例をまとめました．

　評定法の補足ですが，「とても満足，満足，不満，とても不満」と表記する方法をリッカートスケールといいます．表 2-11 の例には 4 つの選択肢がありますので，これを 4 件法といいます．4 件法に「どちらでもない」という中間カテゴリーを加えて 5 件法とすることが多いです．さらに，細分化して 7 件法，9 件法とすることもあります．

　中間カテゴリーの「どちらでもない」の使用の賛否ですが，これを用いることで，答えにくい質問に，ある意味曖昧さを表す「どちらでもない」という回答が増えてしまうため 4 件法がよいという意見や，「どちらでもない」を用いないことで，本当に「どちらでもない」と思っている対象者の回答が未回答となってしまうという意見もあります．「どちらでもない」を含めるか含めないかは最終的には研究者の判断となりますが，単一項目で用いる場合，4 件法はカテゴリー変数となり，使用できる統計解析の種類が限られます（5 件法もカテゴリー変数とみなす場合もありますが，慣習的に 5 件法以上は連続変数とみなすことが多いです）．

　次に，直線の左に 0，右に 10 と書かれたものは，ヴィジュアルアナログスケール（visual analog scale：VAS）といいます．対象者には，0 から 10 と数字がふられた 10 cm の直線上に，自身の痛みの程度を「×」や「/」を用いて記してもらいます．みなさんは，0 から何 cm のところに「×」や「/」があるかを定規で測り，値を求めます．たとえば，0 を起点として 7 cm のところに印があれば，その対象者の痛みの程度は「7」となります．

表 2-12　回答の選択肢のコード化

| 表記方法 | 例 |
|---|---|
| 二項回答法 | ・あなたの家にペットはいますか？<br>　いない→0　いる→1<br>・あなたは，昨日薬を飲みましたか？<br>　はい→0　いいえ→1 |
| 多項回答法 | ・あなたの出身国は？<br>　アメリカ→0　日本→1　イギリス→2<br>・あなたは，昨日以下の飲み物を飲みましたか？(複数回答可)<br>　水　　　　はい→1　いいえ→0<br>　緑茶　　　はい→1　いいえ→0<br>　紅茶　　　はい→1　いいえ→0<br>　コーヒー　はい→1　いいえ→0<br>　炭酸飲料　はい→1　いいえ→0<br>　ビール　　はい→1　いいえ→0<br>　その他　　はい→1　いいえ→0<br>　その他(ワイン) |
| 評定法 | ・当店の食事はいかがでしたか？<br>　とても満足→1　満足→2　不満→3　とても不満→4 |

※ Excel と SPSS では問題ないが，使用するソフトによっては0と空欄を区別して識別しない可能性もあるので，注意する

## 2　回答の選択肢，得られるデータと統計解析の関係

　前ページで回答の選択肢の表記方法を4種類ご紹介しましたが，③評定法のなかのVAS および④数値の記入以外は，文字での表記でした．ここでは，これをどのようにして数値にするか(コード化)，そしてコード化された数値と統計解析の関係をみていきたいと思います．

　表 2-11 の例を再び用いて，コード化していきたいと思います(コード化の例は，表2-12 をご覧ください)．回答の選択肢が文字で表現されている，①二項回答法，②多項回答法，③評定法ともに，基本的には共通の考え方でコード化を行います．

### ❶ 二項回答法

　表 2-12 に示したように，ペットの有無の場合には，先に示されている選択肢である「いない」を「0」，後に続く選択肢で「いる」を「1」としてよいでしょう．また，何も発生していない状態を望ましい状態(回答「いいえ」)と考える場合，何かが発生している状態(回答「はい」)を不良とみなします．その場合のコードは「はい＝1，いいえ＝0」となります．しかし，表 2-12 の例では，薬を飲んでいる状態(「はい」)を望ましい状態，飲んでいない状態(「いいえ」)を不良とみなしますので，その場合のコードは「はい＝0，いいえ＝1」となります．回答のどちらが望ましい状態(基準となる状態)なのかを考えながら，数値に置き換えていきましょう．

### ❷ 多項回答法

　二項回答法のペットの有無と同様に，回答を1つだけ選択する場合の多項回答法では，先に示されている選択肢で「アメリカ」を「0」，後に続く選択肢である「日本」を「1」，「イギリス」を「2」としてよいでしょう．ただし，どこかの国を基準にしたいと考えているのでしたら，その国が「0」となります．

表 2-13　回答の選択肢の表記方法と変数尺度の名称

| 回答の選択肢の表記方法 | 変数尺度 | 変数の分類 |
|---|---|---|
| 二項回答法 | 二値尺度 | カテゴリー変数 |
| 多項回答法 | 名義尺度 | |
| 評定法 | 順序尺度 | カテゴリー変数/連続変数 |
| 数値の記入 | 数量尺度(間隔尺度・比尺度) | 連続変数 |

　回答を複数選択できる場合の多項回答法のコード化は注意が必要です．表 2-11 には，昨日摂取した飲み物の種類の選択肢が 6 種類とその他があります．このような複数回答法の場合には，対象者が選択した回答のみを「1」とし，未回答のものを「0」とすることはしません．各選択肢が，二項回答法になっていると考えます．すなわち，最初の選択肢の「水」の横には「はい□　いいえ□」があり，その次の選択肢の「緑茶」の横にも「はい□　いいえ□」，最後の「その他」の横にも「はい□　いいえ□」が存在するという具合です．そして，「その他」の自由記載質問への回答である「ワイン」は，別に文字テキストデータとして扱います．

❸ 評定法

　評定法のなかでもリッカートスケールについてみていきましょう．表 2-12 に示しましたように，先に示されている選択肢「とても満足」に「1」，次に示されている選択肢「満足」に「2」，「不満」に「3」，「とても不満」に「4」とコード化することができます．ただし，「とても満足」が大きな値のほうが好ましい場合には，「とても満足」に「4」，「満足」に「3」，「不満」に「2」，「とても不満」に「1」という具合になります．

　以上のようにすることで，文字データを数値データとして扱うことができるようになるわけです．そして，Excel などのソフトウェアを用いてデータの入力を行えば，統計解析などを用いて，結果をまとめることができます．

　最後に，p. 35 でご紹介しました回答の選択肢の表記方法によって，使用すべき統計解析手法がおのずと決まってくることをお伝えしておきたいと思います．このことを理解せずに質問紙を作成すると，本当に後で苦労しますし，みなさんが求めていたような結果のまとめにならないこともしばしば起こります．ここでは，統計解析手法の名称が出てきますが，読み飛ばしたりせず，先を見越した質問紙づくりのためにお付き合いください．

　では，p. 36 の表 2-11 に戻りましょう．統計解析手法の話をするときは，回答の選択肢の表記方法の表現が表 2-13 のように「変数尺度」へと形を変えます．変数尺度の名称は，回答の選択肢の表記方法の特徴を反映していることがおわかりいただけるかと思います．

　次に，表 2-13 の変数尺度は，どの統計解析手法に使えるものなのかをみていきたいと思います．統計解析手法の詳細に関しては，章末の参考文献を参照していただきたいのですが，統計解析手法は，①パラメトリック法，②ノンパラメトリック法の 2 つに大別されます．基本的には，①パラメトリック法は，多くの場合，変数の分布が正規分布をしている場合に使用され，②ノンパラメトリック法は，変数の分布が正規分布をしていない場合に使用されます．図 2-9 に，私が得たデータの分布と正規曲線

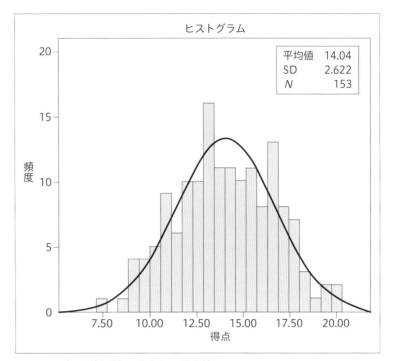

図 2-9　データ（変数）の分布と正規曲線

（ベル型の曲線）を記します．パラメトリック法を用いると判断するために，このようにデータの分布を確認することが大切です．

　次に，図 2-10[6)]に示しましたフローチャートに沿った解析手法を試みればよいわけです．少しだけ，図 2-10[6)]をみてみましょう．みなさんの研究目的によって，変数の数は変わりますが，たとえば，患者さんの満足度などの実態の把握の場合，変数は 1 つです．図 2-10[6)]の「変数の個数は？」の下にある「1 個」の矢印の先を確認すると代表値などを求めればよいことがわかります．次に，みなさんの研究目的が，睡眠が健康に与える影響などの要因の特定の場合，変数は 2 つとなります．図 2-10[6)]の「変数の個数は？」の下にある「2 個」の矢印の先を確認すると，目的変数と説明変数（これ以降，本書では，それぞれ従属変数，独立変数と記載します）の種類が必要となります．睡眠不足を「はい，いいえ」（独立変数）の二値尺度，健康を数量尺度（従属変数）とします．マトリックスにあてはめると，平均の差を求める t 検定を用いることがわかります．みなさんが作成しようとしている回答の選択肢は，みなさんが欲しいと思っている結果を導き出す形になっていますでしょうか？

文　献 ...........

1) 土屋雅子，他：第 IV 章-B　アンケート調査で使う質問紙を作成しよう！　看護・医療系研究のためのアンケート・面接調査ガイド．診断と治療社，2011：44-60.

2) 鈴木淳子：ワーディング．質問紙デザインの技法．ナカニシヤ出版，2011：163-171.

3) Goldstein MS, et al.：The development of an instrument to measure satisfaction with physical therapy. Phys Ther 2000；80：853-863.

4) 小塩真司：アイディアから質問紙へ．小塩真司，他（編）：心理学基礎演習 Vol. 2　質問紙調査

変数の個数は？

├── 1個 ➡ 代表値，ばらつき，母平均の推定

├── 2個 ➡ 目的変数と説明変数の種類は？

> 3つ以上の値をとる名義尺度を目的変数にすることは避けましょう．必要な場合には，二値尺度に変えて分析するのがよいでしょう．

| | | 目的変数(最も関心がある変数) | | |
|---|---|---|---|---|
| | | 二値尺度 | 順序尺度 | 数量尺度 |
| 説明変数(比較したいグループ分けをする変数) | 二値尺度(対応がない場合) | 割合の差：カイ2乗検定，フィッシャーの直接確率法，オッズ比 | ノンパラメトリック解析：マン・ホイットニーの$U$検定(独立2群間の検定) | 平均の差：対応のない$t$検定 |
| | 二値尺度(対応がある場合) | 割合の差：マクネマー検定 | ノンパラメトリック解析：ウィルコクソンの符号つき順位和検定(対応のある2群間の検定) | 平均の差：対応のある$t$検定 |
| | 名義尺度 | 割合の差：カイ2乗検定 | ノンパラメトリック解析：クラスカル・ウォリス検定(独立多群間の検定) | 分散分析 |
| | 順序尺度 | コクラン・アーミテージ検定，マンテル検定 | 相関係数：スピアマン | 相関係数：ピアソンまたはスピアマン，1次回帰 |
| | 数量尺度 | 平均の差：$t$検定，ロジスティック解析 | 相関係数：ピアソンまたはスピアマン，1次回帰 | 相関係数：ピアソン，1次回帰 |

さらに〈 一致性の検討をしたい場合→カッパ統計量

└── 3個以上 ➡ 目的変数の種類は？

| 二値尺度 | 層化分析(マンテル・ヘンツェル法)，ロジスティック解析 |
|---|---|
| 数量尺度 | 重回帰分析，共分散分析 |
| 生存時間 | 生存分析 |
| 目的変数と説明変数の区別がない | 主成分分析・因子分析 |

**図 2-10　データ(変数)にあった統計手法を選ぶためのフローチャート**
本書では目的変数を従属変数，説明変数を独立変数と記載しています
〔中村好一(編)：医療系のためのやさしい統計学入門．第2版，診断と治療社：2023より引用，一部改変〕

　　　　　の手順．ナカニシヤ出版，2007：11-16.
5) Tabachnick BG, et al.：Principal components and factor analysis. In：Using Multivariate Statistics. 5th ed, Pearson Education Inc, 1996：607-675.
6) 中村好一(編)：医療系のためのやさしい統計学入門．第2版，診断と治療社：2023.

**参考文献** ·······························································································
・Hulley SB, et al.(原著)，木原雅子，他(訳)：医学的研究のデザイン—研究の質を高める疫学的アプローチ．第4版，メディカル・サイエンス・インターナショナル，2014.
・中村好一(編)：論文を正しく読み書くためのやさしい統計学．第3版，診断と治療社，2019.
・松村真司，他(編)：シリーズ臨床家のための臨床研究デザイン塾テキスト③概念モデルをつくる—研究課題を目に見える形に．認定NPO法人健康医療評価研究機構(iHope)，2008.

Column 7

● リッカートスケールは「順序尺度」？　それとも「間隔尺度」？

　リッカートスケールは「順序尺度」「間隔尺度」どちらで扱うの？　といった議論についてご紹介したいと思います.

　リッカートスケールは，ある質問文に対し，たとえばどれぐらい同意できるかを段階的に評価する尺度のことをいいます. みなさんも「とてもそう思う」「そう思う」「そう思わない」「全くそう思わない」といったテキストで示されている回答の選択肢を見たことがあると思います. この回答の段階的な選択肢（反応尺度）で得られるデータは順序尺度（ordinal variables）です. テキストの選択肢間の距離が等間隔であるとはいえないため，間隔尺度とはみなしません.

　しかし，心理学においては，対象者や集計時の利便性を考えて，「とてもそう思う」に5，「そう思う」に4，「どちらでもない」に3，「そう思わない」に2，「全くそう思わない」に1などを付与した質問紙を使用することがあります（質問紙に数字を併記しない場合でも，データ集計時にはコード化をします）. 心理学分野で多用される統計解析手法として分散分析がありますが，この分析手法はデータが間隔尺度であるという前提があるため，リッカートスケールに数字を付与し，間隔尺度として扱います. そして，収集されたデータの分布において，大きな歪みが認められない（正規分布しているとみなせる）限りは，分散分析の使用を可能としています. また，尺度開発において必須となる因子分析においても同様です.

　しかし，先述のようなリッカートスケールに数字を付与し，対象者に回答してもらうと，対象者の回答に影響を与えることを示した調査研究[1]も散見されます. また，心理学分野以外の方から，このようなリッカートスケールの使用方法はどうなのか，といった意見がありますが，いまだ決着がついていないようです.

文　献

1）Mazaheri M, et al.：Effects of varying response formats on self-rating of life-satisfaction. Social Indicators Research 2009；90：381-395.

# 第 3 章
## 質問紙を自分で作ってみよう

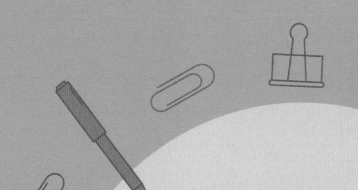

　この章では，ワークシート形式をとりながら，みなさんご自身で質問紙を作成できるようにナビゲイトしていきます．第2章の内容に沿って進めていきます（該当箇所には，マークをつけて第2章の参照箇所を示しています）．各節では，第2章のポイントを振り返り，簡単にまとめていますが，それでも，どのようにしたらよいのかと思われた方は，第2章を参照しながら作業を進めてみてください．もし，ほかの方と一緒に作業を行う機会があれば，相談しながら進めてもよいでしょう．よいアイデアが浮かぶかもしれません．一つひとつの項目の作業をていねいに行うことで，得られるデータの質が変わってきます．時間をかけてじっくりと取り組んでみましょう！

# 3.1 この章の使い方を理解しよう

ご自身で質問紙を作成するために，「研究の枠組み」から「回答の選択肢」の決定までを 10 のセクションに分けました（図 3-1 に大まかな作業の流れを示します）．図 3-1 の左側①〜⑩までは，すべて本章で扱っています．右側の 4 つの作業のうち，「質問文と回答の選択肢の再チェック」と「フォーマットなどの最終チェック」は，本章で簡単に触れていますが，「パイロット（予備調査）の実施」と「質問紙調査開始」については，文献を参考ください．

## 1 この章の使い方

　図 3-1 をご覧になって，「質問紙の作成なのに何で研究の枠組みから？」と感じていますか？　研究の目的によって，対象者にたずねる質問内容が変わってきますし，データのまとめ方も変わってきます．「何でこんなこと聞いたのだろう？」とか，「あれ聞くのを忘れたね」ということがないように事前準備をしましょう．イメージとしては，木の幹（研究目的や研究デザイン）を決め，枝葉（質問文や回答の選択肢）を増やしながら，調査のための道具を作っていきたいと思います．先ほど 10 のセクションと述べましたが，慣れてくるともう少しまとめて作業を進められるようになると思いますが，本書は質問紙作成がはじめての読者を対象にしていますので，作業工程を細分化しています．

　さて，この章の構成ですが，各セクションのなかには次の 3 つ，①第2章の復習や新たな注意点の説明，②3 つの研究目的（実態の把握，要因の特定，介入効果の検討）に沿った例の提示，③みなさんのワークのページが含まれています．まず，①で各セクションでの内容を再確認してください．各セクションに特有の注意点がある場合には，本章で説明していますのでじっくりと読んでください．次に，②で示されている例をみながら，③でご自身の研究の内容に沿ったワークを行っていきます．研究目的によって，たずねる必要のない項目などがあるかと思います．その場合には，ご自身の調査研究に必要な箇所だけワークを進めてもよいでしょう．本章の途中に，いくつか作業のフローチャートを載せていますので，ご自分で不要と思われるワークはどれなのかを判断するのにお使いください．③のワークのページは，十分なスペースを設けてありますので，直接書き込んで使っていってもよいでしょう．巻末付録としてp. 138 に「質問項目作成ワークシート」を載せました．少し書き込み部分が小さいですが，質問紙作成のための作業全体を眺めながらワークを行いたい場合や，コピーして書き込みたい場合などにお使いください．

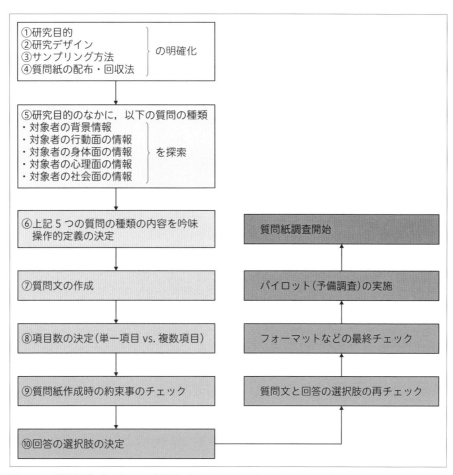

図 3-1　質問紙作成のために必要なすべてのワークフローチャート

## 2　3 つの質問紙の作成過程

　図 3-1 に示した方法は，質問紙を一から作り上げていく基本的な方法ですが，ほかにどのような方法で作成されているか，第1章でご紹介した 3 つの質問紙について簡単にみていきましょう.

　まず，SF-36 v2™(p. 2)ですが，この尺度が開発されるまでは，治療などの結果を主観的に測定する質問紙が広く使われることはなく，また，疾患を抱えた患者と一般健常人を比較しうる尺度がありませんでした. SF-36 v2™の操作的定義は，大規模な the Medical Outcomes Study から抽出されたり，また疾病や治療によって影響を受けることについてたずねている健康調査票のなかから抽出されたりしました. また，尺度の項目については，1970～1980 年代にかけてよく使われていた精神面，身体面，役割機能など多くの既存の尺度の質問項目を考慮しながら作成され，149 項目からなる the Functional and Well-Being Profile という初期の段階の尺度ができあがりました. これをベースに信頼性と妥当性の確認などを行い，標準化の作業も後に行ったそうです[1]. その後，各言語に翻訳され，さらに信頼性と妥当性の確認が行われていきました.

　次に，ピッツバーグ睡眠質問票(p. 4)ですが，睡眠の質は精神疾患との関連性が強くいわれています．当時は睡眠の質を客観的に測定するためには，脳波や眼球の動きを記録するポリグラフなどの大掛かりな装置が必要でした．臨床現場では，その方法は不便でしたので，主観的な睡眠の質を測定する信頼性の高い質問紙の作成が行われました．尺度の項目は，臨床現場や睡眠障害の患者さんからの意見，文献検討をした際に見出された睡眠に関する質問項目，そして18か月にわたるフィールドスタディの結果から検討し，信頼性と妥当性の確認などを行ったそうです[2]．その後，各言語に翻訳され，さらに信頼性と妥当性の確認が行われていきました．

　PsDS(p. 6)ですが，日本人乳がん経験者が，術後に社会で経験する不快感について測定することを目的に作成されました．私は，長い間QOLの枠組みのなかで，乳がん経験者の体験を学び，どのような心理社会的支援が必要とされているのかという視点から研究を行ってきました．QOLをメインテーマに，術後にどのような変化が起きたのかを広く伺おうと思い，フォーカスグループインタビューを実施しました．逐語録の分析の結果，日本社会に存在するであろう"がんへの偏見"や女性への役割期待(社会的スティグマ)，他者との関係性の変化を経験された方の自尊心の低下(内在的スティグマ)と援助要請行動の抑制が見出されました．しかし，その一方で，人生観の変化，家族や友人へのより厚い信頼感，人生へのより強い感謝の念，自己成長，将来への展望，友人への教育，身体的変容への努力といったポジティブな変容も見出されました．一見すると相反するような経験の根底にあるものは何であるかと不思議に思いましたが，既存の社会学や心理学での理論を応用し解釈すると納得のいくものとなりました．その後，そのような現象を測定する尺度を探しましたが見当たらず，独自の尺度開発に踏み切ったという経緯があります．操作的定義と質問項目は，質的調査研究の結果から抽出されました．質的分析は，対象者の言葉を概念にまで引き上げて分析をしますので，質問紙の作成でいうところの，操作的定義＝質的分析のカテゴリー，あるいはテーマとよばれる部分，質問文＝対象者の言葉ということになります(ちょうど，図3-1で示した⑥と⑦が逆転するかたちになります)．極力，質問文には，対象者のインタビューでの言葉を使うように心がけました．2回の予備調査の後，信頼性と妥当性の確認などを行いました[3]．その後，各言語に訳されることは今のところありませんが，イギリスからの問い合わせや，アメリカのAIDS研究者からの問い合わせなどを受けています．

　最後に，先に発表されている質問項目を参考にして，質問文を考えたりするのはよいと思いますが，事前に開発者に連絡をとり，質問項目の一部変更が認められるか，使用許諾は必要かどうかをきちんと確認してから，使用するようにしましょう．

# 3.2 調査の枠組みを決めよう ～研究目的と研究デザインの明文化

 **2.1** (p.10)

このセクションでは，みなさんが，調査の枠組み，すなわち研究目的と研究デザインを設定できるようにお手伝いします．研究目的と研究デザインの設定のために必要な過程を 1 つずつ順番に示していきます．文字に書き表すことでより明確なものとなります．

では，始めましょう．

## 1 何のために研究を行うのか

みなさんは，何を明らかにするために質問紙の作成，および調査を行おうとしているのでしょうか．第2章 **2.1** どのような研究で質問紙を使う？(p. 10)で，次の 3 つの目的，①実態の把握，②要因の特定，③介入効果の検討をあげて，解説をしました．簡単に復習しましょう．

①実態の把握：生活実態調査，患者満足度調査，有病率調査などの，ある事象の割合や頻度などを調べることを目的とする．

②要因の特定：疾病と生活習慣の関連性を調べる調査，喫煙や飲酒行動を抑制する要因を調べる調査，患者さんの心理的苦痛を軽減する要因を特定する調査などの，ある事象とそれに関連する要因を調べることを目的とする．

③介入効果の検討：痛みをコントロールするケアを実施し，その効果についての検討などの，ある事象に介入を行い，その効果を調べることを目的とする．

では，PsDS (p. 6)を用いて，どのように記入するかを示します．私は，「乳がん経験者を対象に，心理社会的不快感に関連する要因を明らかにしたい」と考えました．私の研究目的は，上記②に該当します．ですから，以下の②に☑をつけます．

**記入例**

①実態の把握　　　□

②要因の特定　　　☑

③介入効果の検討　□

みなさんの目的はどれでしょうか？　次の①～③のなかから，該当する目的に☑をつけてみましょう．ただし，1 つだけですよ！

## 研究目的の種類を定める

①実態の把握　　　□

②要因の特定　　　□

③介入効果の検討　□

　次に，前記の目的の内容をもう少し詳しく教えてください．「何の実態の把握」ですか？　「何の要因の特定」ですか？　「何の介入効果の検討」ですか？　ご自分の目的の「何の」の部分を，以下に書き出してみましょう．前掲の私の例では，「何の」の部分は「心理社会的不快感」です．

　いろいろなアイデアが浮かんだときには，すべてを書き出してみるもの 1 つの手です．そのなかから，これだ！　と思うものを厳選してください．複数書き出した場合には，よく考えたうえで 1 つだけ選び，○で囲んでください．

## 何について知りたいのかを定める

　研究の目的は，決まりましたか？

　次に，これまでの内容を文章にしていきます．実態の把握以外の目的，すなわち要因の特定，介入効果の検討を研究目的とする場合には，PE(I)CO を使用すると，明確な文章となります[4]．PE(I)CO とは，P＝Patient（患者，あるいは対象者），E＝Exposure（要因），I＝Intervention（介入），C＝Comparison（比較），O＝Outcome（アウトカム）を表します．研究目的が，要因の特定の場合には PECO，介入効果の検討の場合には PICO を使います．

　次に，3 つの研究の目的（実態の把握，要因の特定，介入効果の検討）の例をそれぞれ示します．

### 記入例

①実態の把握→本研究の目的は，
　　　　　P ある対象者の
　　　　　E ×
　　　　　C ×
　　　　　O あるアウトカムの割合，頻度，平均値など

　　　　　　　　を検討することである.
②要因の特定→本研究の目的は,
　　　　　P ある対象者に
　　　　　E ある要因があると
　　　　　C ある要因がない対象者とを比べて
　　　　　O あるアウトカムに違いがある
　　　　　　かどうかを検討することである.
③介入効果の検討→本研究の目的は,
　　　　　P ある対象者に
　　　　　I ある介入を行うと
　　　　　C ある介入を行わない対象者, あるいはある介入を行う前とを比べて
　　　　　O あるアウトカムに効果がある
　　　　　　かどうかを検討することである.

　では, 前記を参考に, 私の研究の例をあげながら, どのように記入するかを示します. 私の研究目的は②ですから, 「ある」 の部分を置き換えて,
　私の研究目的は,

## 記入例

P 乳がん経験者で
E 乳房温存療法を受けた者と
C 乳房温存療法を受けなかった者とを比べて
O 心理社会的不快感に違いがある
　かどうかを検討することである.

では, 前記を参考にしながら, みなさんの研究目的を明記しましょう.

 研究目的を明文化する

　私の研究目的は,

P
_____

E(I)
_____

C
_____

O
_____

　　　　　　　　　　　　　　　　　　　　　　　　　　　　　　である.

## 2 どのような型の研究に質問紙を使うのか

　みなさんは，明文化した研究目的を，どのような研究の型(研究デザイン)を用いて明らかにしようと考えていますか？　第2章 **2.1** どのような研究で質問紙を使う？(p. 10)では，3 つの研究目的(①実態の把握，②要因の特定，③介入効果の検討)でよく用いられる研究デザインをご紹介しました．簡単に復習してみましょう．

　①実態の把握：横断研究
　②要因の特定：後ろ向き研究や前向き研究
　③介入効果の検討：群間比較試験や群内比較試験

　PE(I)CO を用いて明文化した研究目的のなかで，すでに研究デザインが表現されているのは，③の介入効果の検討です．以下に，p. 49 の例をもう一度示します．

> ③介入効果の検討→本研究の目的は，
> 　　　　　P ある対象者に
> 　　　　　I **ある介入を行うと**
> 　　　　　C **ある介入を行わない対象者**，あるいは**ある介入を行う前**とを
> 　　　　　　比べて
> 　　　　　O あるアウトカムに効果がある
> 　　　　　　かどうかを検討することである．

　さらに詳しくみていきましょう．介入の効果の研究には，①群間比較試験や②群内比較試験がありました．すなわち，①2 つの群(介入群と対照群)の比較，あるいは②1 つの群内の介入前後の比較です．そうしますと，上記 I の「ある介入を行う」群が「介入群」，C の「ある介入を行わない」群が「対照群」となり，これらを比べてアウトカムに効果があるかどうか，としていることから，介入群と対照群の比較を行う「群間比較試験」だとわかります．もう 1 つは，I の「ある介入を行う」群が「介入群」，C の「あるいは」の後の「ある介入を行う前とを比較して」から，同一群での介入の前後の比較を行う「群内比較試験」だとわかります．

　残念ながら，①実態の把握と②要因の特定に関しては，研究デザインが文章中にはっきりと表現されることはありませんが，何回測定を行うのか，現在を軸として過去にさかのぼったデータを収集するのか，あるいは現在を軸として未来に向かってデータを収集するのか，と考えて，後ろ向き研究か前向き研究かを判断してみるとよいでしょう．

　では，私の研究目的(p. 49)を例にあげて，どのように考えていくかをみてみましょう．

> 私の研究目的は，
> 　　　　P 乳がん経験者で
> 　　　　E 乳房温存療法を受けた者と

C 乳房温存療法を受けなかった者とを比べて
O 心理社会的不快感に違いがある
　かどうかを検討することである.

　私の対象者は，乳がん経験者です．そして，心理社会的不快感とは，入院中に経験する不快感というよりは，ある程度がん治療が終わり，それぞれの社会に戻られたときに感じる不快感と考えました．乳がんの術式は，過去にさかのぼってたずねることができますので，私は，前向き研究よりも，現在から後ろ向きにデータを収集しようと考えました．ですから，②の後ろ向き研究に☑を入れます．

## 記入例

| ①実態の把握 | 横断研究 | □ |
|---|---|---|
| ②要因の特定 | 後ろ向き研究 | ☑ |
| | 前向き研究 | □ |
| ③介入効果の検討 | 群内比較試験 | □ |
| | 群間比較試験 | □ |

　では，次のなかから，みなさんが使用したいと考えている研究デザインに☑をつけてみましょう．ただし，1つだけですよ！

## 研究デザインを決定する

| ①実態の把握 | 横断研究 | □ |
|---|---|---|
| ②要因の特定 | 後ろ向き研究 | □ |
| | 前向き研究 | □ |
| ③介入効果の検討 | 群内比較試験 | □ |
| | 群間比較試験 | □ |

第3章

# 3.3 調査の対象者を決めよう 〜サンプリング

🔗 2.2 (p.13)

　このセクションでは，みなさんが，🔗 3.2 調査の枠組みを決めよう (p. 47) で明文化した研究目的の「P＝対象者」が選定できるように（サンプリング）お手伝いします．第2章 2.2 どのような方法で対象者を選定する？(p. 13) では，「母集団」「調査対象集団」「標本」という語を用いて，代表性と無作為抽出法についてのお話と，簡便法のご紹介をしました．まず調査対象集団として，誰を含めて（適格基準），誰を含めないのか（除外基準）といった条件を考えていきます．そして，研究的にふさわしいサンプリング方法であり，かつ臨床的にも現実可能性の高い方法を選択します．

## 1 誰について知りたいのか

　みなさんの研究における対象者はどのような方ですか？　言い換えると，どのような母集団に対して調査を行おうとしていますか？　そして，その集団のなかで，調査対象集団として適格基準と，除外基準はどのように考えていますか？

　以下に，私の質問紙調査における調査対象集団の適格基準と除外基準を例として示します．例をご覧になった後に，みなさん自身の調査対象集団について，次ページの枠内に書き出してみましょう．

**記入例**

【母集団】

　　乳がん経験者

【調査対象集団】

　○適格基準

　　・日本人女性

　　・20 歳以上の者

　　・乳がん手術を受けた者

　　・調査参加に同意した者

　○除外基準

　　・日本語の読み書きがむずかしい者

　　・精神的に安定していない者

**調査対象集団の条件を設定する**

【母集団】

【調査対象集団】
　○適格基準

　○除外基準

## 2 どのようにしてアクセスするのか

　みなさんの研究における対象者像がみえてきました．では，それらの条件にあった調査対象集団をどのようにして選びますか？　第2章 **2.2** どのような方法で対象者を選定する？(p. 13)では，「調査対象集団」を，みなさんがアクセス可能な対象者としましたが，みなさんがアクセス可能な対象者は，ご自身が働いていらっしゃる施設内の患者さんなどでしょうか？　それとも，調査に協力してくれる外部の施設の患者さんでしょうか？　あるいは，何かの会合や講演会などに参加されている患者さんなどでしょうか？　それとも，インターネットを使用して，インターネットユーザーから適格基準を満たし除外基準を満たさない対象者を広く募集しますか？

　先ほどからの私の研究では，私が国外にいるときに，日本で調査を行いましたので，アクセス可能な施設を探すことが大変困難でした．そこで，乳がん患者会にご協力の依頼をしたという経緯があります．ですので，研究協力をしてくれる団体をみつけることから始めました．私の調査対象集団にアクセス可能な場所は，以下のようになります．

**記入例**

日本国内にある乳がん患者会で，住所やメールアドレスを公開しているところ．

　それでは次ページに，みなさんご自身のアクセス可能性を書き出してみましょう．

### 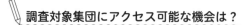 調査対象集団にアクセス可能な機会は？

　次に，p. 53 で設定した，「適格基準」と「除外基準」をどのようにして，アクセス可能な対象者がいる施設や会合などで，判別するかを考えてみましょう．実際にみなさん自身が，適格基準と除外基準を確認しながら，調査依頼をするのでしたら，問題はないと思います．もし，外部の施設やほかの人に調査依頼をお願いする場合には，各基準の確認をどのようにするのがよいか，事前に話し合っておくのがよいでしょう．また，第2章 **2.2** (p. 13)で紹介しました標本調査におけるサンプリング法が，臨床現場を含んだアクセス可能な施設や会合などで問題なくできるかどうかも事前に話し合っておくとよいでしょう．

　以下に，私の研究の場合を例としてあげます．

### 記入例

　p. 52 の「適格基準」と「除外基準」に見合った調査対象集団を，

　　　<u>　乳がん患者会　</u>　　から　　　<u>　簡便法　</u>　　で選定する．
　　　（アクセス可能な場所）　　　（サンプリング方法）

**「適格基準」と「除外基準」の判別は，**

私・　（内部の協力者（スタッフ））・　外部の協力者（スタッフ）・その他（　　　　　　）
　　　　　　　　　　　　　　　　　　　　　　　　　　　　　が実施する．

　では，次の枠内に，該当する語を記入してみましょう．適格基準と除外基準の判別に関しては，該当するものを<u>1</u>つだけ○で囲みましょう．

### 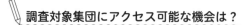 調査対象集団のサンプリング方法を決定する

　p. 53 の「適格基準」と「除外基準」に見合った調査対象集団を

　　　_____　から　_____　法で選定する．
　　　（アクセス可能な場所）　　　（サンプリング方法）

「適格基準」と「除外基準」の判別は，

私・内部の協力者（スタッフ）・外部の協力者（スタッフ）・その他（　　　　　　）

が実施する．

## 3 サンプリングバイアス

　第2章 **2.2** どのような方法で対象者を選定する？（p. 13）で，「母集団」「調査対象集団」「標本」という語を用いて代表性について触れました．質問紙調査から得たデータがどれくらい母集団を反映しているのかは，調査結果の解釈にも影響するため，先述の **2** どのようにしてアクセスするのかを考える際にも，あなたが行おうしているアクセス方法の弱点について認識しておきましょう．

　第2章 **2.2** （p. 13）では「くじびき（無作為抽出法）」「簡便法」の2つのサンプリング方法を紹介しました（無作為抽出法および簡便法のさらに詳しい方法については，参考文献をご参照ください）．無作為抽出法では，標本を無作為に抽出するため母集団の背景と近似になるといわれています．したがって，簡便法に比べて代表性を担保できる可能性が高く，調査結果の一般化可能性に近づくことができるサンプリング方法といえます．一方，簡便法は研究者がアクセス可能な人から回答を得るため，代表性を担保することはむずかしく，調査結果の一般化可能性もむずかしくなるサンプリング方法といえます．簡便法を用いると，たとえば対象者に女性の比率が高くなったり，年齢の高い人が多くなったりと，あなたが関心のある母集団の分布とは異なる背景をもつ人たちとなる可能性が高くなります．

　ほかのサンプリングバイアスの例として，質問紙調査方法の選択によっては，ある特定の人が参加できない状況になるかもしれません．たとえばインターネット調査の場合には，インターネット環境が整っていない人や，インターネット，あるいはウェブ質問紙への回答に不慣れな人は，ウェブ質問紙にアクセスすることができなかったり，回答の途中で離脱してしまったりすることもあるでしょう．このような場合も，あなたが関心のある母集団の分布から偏りが生じる可能性が高くなります．

　サンプリングバイアスを軽減するためには，簡便法の使用は避けたいところですが，実際問題として無作為抽出法の実施がむずかしいことがあるかもしれません．そのような場合には，ご自身の研究の限界をあらかじめ認識したうえで，調査を実施することが大切になります．

# 3.4 質問紙の配布と回収の方法を決めよう

2.3 (p.15)

このセクションでは，質問紙の配布と回収方法が設定できるようにお手伝いをします．みなさんは，3.3 調査の対象者を決めよう(p.52)で決定した調査対象集団にアクセス可能な場所とサンプリング方法を頭に入れながら考えていきましょう．第2章 2.3 どのような方法で質問紙を配布し回収する？(p.15)では，配布方法として，次の３つ，①手渡し，②郵送法，③インターネット回収方法として，次の３つ，①その場で直接回収(対面・インターネット)，②回収箱で後日回収，③郵送法を紹介しました．まず，いろいろな場面をシミュレーションしながら考えていきましょう．

## 1 調査対象集団に何回アクセスが可能か

　みなさんは，調査対象集団に何回アクセスが可能でしょうか．また，どのような方法が効率よく質問紙を配布し，回収することができるでしょうか．

　たとえば，みなさんが働いている施設内で，みなさん自身が調査依頼した場合を考えてみましょう．みなさんが，調査対象集団に直接アクセスする必要があると考えられる時期を以下にまとめます．

　①調査依頼
　②調査依頼時に参加同意が得られなかった方への確認
　③質問紙の配布
　④質問紙の回収

　このように，一つひとつの作業に１回ずつ費やすと，最低４回は調査対象集団のところに行き，直接お話をするということになってしまいます．これでは，たくさんの対象者を募ろうと予定していても，少しの対象者にしか依頼ができず，その結果，質問紙の回収も少なくなるということになってしまいます．

　では，どこかの作業を組み合わせたり，回収方法を工夫したりすることができるでしょうか．以下に，その可能性を示します．

　①調査依頼＋参加同意者へ質問紙を 手渡し ＋質問紙の回収を 回収箱
　②調査依頼時に参加同意が得られなかった方への確認＋参加同意者へ質問紙を手渡し＋質問紙の回収を 回収箱

　このようにすると，最低２回，調査対象集団に直接お話をすればよくなります．同意書への署名が必要な場合は，質問紙を配布する前に署名してもらい，その同意書と

引き換えに質問紙を配布するとよいでしょう．また，質問紙の回収方法が，回収箱で不都合な場合，たとえば，みなさんの施設での次回の診察などが数か月先などの場合は，郵送法での回収も，費用は発生しますが，よいかもしれません．

　私の研究の場合を例としてあげます．私は，先ほども述べましたように，国外におりましたので，質問紙の配布も回収も郵送法という選択肢しかありませんでした．本当に多くの方のご協力を得て実現ができたのですが，質問紙などを患者会の代表者の方が会員の方へ郵送，対象者の方から直接，代表者の方や私が働いていた職場(協力者)への返送，それぞれの受け手が私の自宅まで郵送という方法をとりました．以下に，私の例を示します．

**記入例**

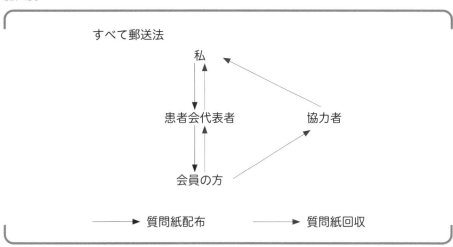

　では，次に，みなさんの場合をシミュレーションしながら，質問紙の配布と回収方法について，書いてみましょう．

 **最適な質問紙の配布と回収方法をシミュレーションする**

## 2 配布方法と回収方法に見合った教示文を考えよう

　　質問紙の配布方法と回収方法は決まりましたか？　手渡しで配布をし，手渡しで回収をしないかぎり，口頭で対象者に説明することができません．ですから，どのようにして質問紙を送ったのか，また，どのようにして回答を終えた質問紙を回収するのかなどについて，どこかに記載しておく必要があります．第2章 **2.5** どのような点に気をつけて質問紙を作る？(p. 22)でも述べましたが，質問紙の表紙に，このような調査手順に関することを述べずに，調査依頼文という文書を作成することが多くなってきました．

　　ここでは，質問紙の表紙で簡単に述べることを前提にして，教示文の例を示します．

<例 1：郵送で配布・郵送で回収の場合>

　　○○様のご協力を得て，アンケート用紙を郵送させていただきました．……(中略)……．お忙しいなか大変恐縮ですが，○月○日頃までに，同封の返信用封筒(切手不要)で，ご記入済みのアンケート用紙のご返送をお願いいたします．ご協力をよろしくお願いいたします．

<例 2：郵送で配布・手渡しで回収の場合>

　　○○様のご協力を得て，アンケート用紙を郵送させていただきました．……(中略)……．お忙しいなか大変恐縮ですが，ご記入済みのアンケート用紙を，○月○日の会合時にご持参いただきますようお願い申し上げます．ご来場の際に，受付でお渡しいただけますと幸いです．ご協力のほどよろしくお願いいたします．

<例 3：郵送で配布・回収箱で回収の場合>

　　○○様のご協力を得て，アンケート用紙を郵送させていただきました．……(中略)……．お忙しいなか大変恐縮ですが，ご記入済みのアンケート用紙を，○月○日の受診時にご持参いただけますでしょうか．外来(○○科)受付横の回収箱にご投函いただけますようお願いいたします．回収箱の場所がわからない場合には，ご遠慮せずに，外来(○○科)受付でおたずねください．アンケート調査に関して，ご不明な点がございましたら，下記までお問い合わせください．ご協力よろしくお願いいたします．

　　では，みなさんの郵送と回収方法に応じた教示文を作成してみてください．

### 配布と回収方法に適した教示文を作成する

# 3.5 質問紙に含める項目を書き出そう

2.6 (p.30)

質問の内容によって分類する方法はいくつかありますが[5]，本書では，次の 5 つ，①背景情報，②行動面の情報，③身体面の情報，④心理面の情報，⑤社会面の情報に分けて考えていくこととします．一つひとつみていく前に，再び，みなさんの研究目的に戻りましょう．第2章 2.6 どのようにして測定したいことを明確にする？(p. 30)／2.7 どのようにして質問文の数を決定する？(p. 32) では，研究目的と変数との関係で，研究目的からみえてくる測定すべき変数とその数についてお話ししました．以下に，3 つの研究目的別にみる変数について示します．各文中の□で囲まれている部分は事象（従属変数），■は要因，あるいは介入（独立変数）を示しています．

**例**

| 実態の把握 | 事象（従属変数） |
| --- | --- |
| | 対象者のなかで，退院後セルフケアを継続している者の割合を明らかにする |
| 要因の特定 | 事象と要因（従属変数と独立変数） |
| | 対象者のなかで，退院後のセルフケアの継続に関連する身体・心理・環境要因を明らかにする |
| 介入効果の検討 | 事象と介入（従属変数と独立変数） |
| | 対象者のなかで，退院時のビデオを用いた教育的指導が，退院後のセルフケアの継続に効果があるかどうかを明らかにする |

では，私の研究についても，上記の作業を行いましょう．私は，要因の特定に関する研究目的でした．詳細は以下のとおりです．

私の研究目的は，
　　P　乳がん経験者で
　　E　乳房温存療法を受けた者と
　　C　乳房温存療法を受けなかった者とを比べて
　　O　心理社会的不快感に違いがある
かどうかを検討することでした．

次に，事象と要因とを，研究目的のなかに探します．すると，次のようになりました．

**例**

| 要因の特定 | 事象と要因（従属変数と独立変数） |
|---|---|
| | 乳がん経験者で，乳房温存療法を受けていた者と乳房温存療法を受けなかった者とを比べて心理社会的不快感に違いがあるかどうかを検討する． |

　では，ご自身の研究目的を用いて，前記の作業を行ってみましょう．作業の方法としては，まず，研究目的をよく読み，事象と要因（介入）に該当する部分を探し出します．そして，それぞれに該当するところを○で囲んでみましょう．最後に，以下に記入します．

 **研究目的のなかに，事象（従属変数）と要因/介入（独立変数）をみつける**

事象（アウトカム・従属変数）：

要因（独立変数）：

介入（独立変数）：

　次に，上記の変数は，5つの質問内容の分類（対象者の背景情報，対象者の行動面の情報，対象者の身体面の情報，対象者の心理面の情報，対象者の社会面の情報）のどこに含まれているか，1つずつ確認していきます．図3-2に作業のフローチャートを示します．
　ご自身の研究目的のなかから「事象・要因・介入」に該当する変数の特定を行いました（図3-2の上から2つめの□部分は終了しています）．そして，それらの変数に5つに分類された質問内容が含まれているかを考えていきます．対象者の背景情報が含まれていない場合には，対象者の適格基準と除外基準を確認しながら，どのような対象者の背景情報が必要なのかを考えてみます．ちなみに，対象者の背景情報は，質問紙に必ず含める項目です．
　次に，対象者の行動面の情報に関する変数に移ります．行動面の情報が含まれていれば，「上記変数に含まれている？」の「いる」に進み，「○」印を確認します．○印は，ご自身がこれから作成する質問紙に必ず含まれる変数ということになります．「いいえ」の場合には，「×」印ですから，ご自身がこれから作成する質問紙に含める必要のない変数ということになります．この作業を，対象者の身体面の情報，対象者の心理面の情報，対象者の社会面の情報に対して，繰り返し行います．
　次節から順番に，5つの質問内容の分類がどのようなことか，についてみていきましょう．

# 1　対象者の背景情報について

　対象者の背景情報とは，性別，年齢，婚姻歴，学歴，職業，年収などの社会人口統計学的な情報，および既往歴，現在の疾患名，手術の有無，術式などの医学的な情報のことをいいます．p.59の例をみてみましょう．

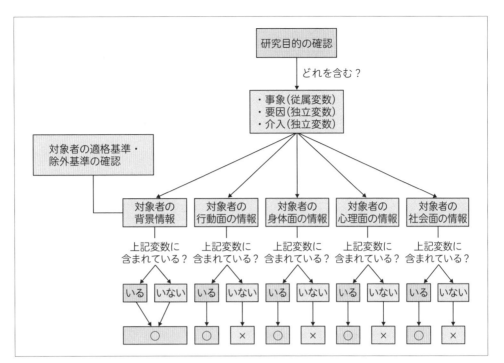

図 3-2　質問内容決定のプロセス（ステップ 1）
○は質問紙でたずねる必要のある項目，×は質問紙でたずねる必要のない項目を示す．ステップ 2 は p. 66，ステップ 3 は p. 74 を参照のこと

**例**

| 実態の把握 | 事象（従属変数） |
| --- | --- |
| | 対象者のなかで，退院後セルフケアを継続している者の割合を明らかにする |
| 要因の特定 | 事象と要因（従属変数と独立変数） |
| | 対象者のなかで，退院後のセルフケアの継続に関連する身体・心理・環境要因を明らかにする |
| 介入効果の検討 | 事象と介入（従属変数と独立変数） |
| | 対象者のなかで，退院時のビデオを用いた教育的指導が，退院後のセルフケアの継続に効果があるかどうかを明らかにする |

　おわかりのように，事象と要因・介入という区分においては，「対象者」には何の印もつけられていません．しかし，3 つすべての研究目的のなかに含まれており，p. 53 で設定した対象者の「適格基準」「除外基準」の確認のため，さらには第2章 **2.2** どのような方法で対象者を選定する？(p. 13)で述べました標本の代表性の確認のためにも，対象者の背景情報は，必ず質問紙に含める項目ということになります．p. 52 の私の研究の対象者の条件から，「性別」「年齢」「日常会話の言語」「乳がん手術」は，最低限必要な項目としました．

　では，みなさんの研究目的と対象者の条件と照らし合わせながら，どのような背景情報が必要なのか，また文献のなかでよく使われている項目を確認し，次に書き出してみてください．

**対象者の背景情報に含める内容を吟味する**

## 2　対象者の行動面について

　対象者の行動面の情報は，喫煙，飲酒，運動，睡眠，受療行動などの行動（事実とよぶこともあります[6]）のことをいいます．先ほどの例をみてみましょう．

**例**

| 実態の把握 | 事象（従属変数） |
| --- | --- |
| | 対象者のなかで，退院後セルフケアを継続している者の割合を明らかにする |
| 要因の特定 | 事象と要因（従属変数と独立変数） |
| | 対象者のなかで，退院後のセルフケアの継続に関連する身体・心理・環境要因を明らかにする |
| 介入効果の検討 | 事象と介入（従属変数と独立変数） |
| | 対象者のなかで，退院時のビデオを用いた教育的指導が，退院後のセルフケアの継続に効果があるかどうかを明らかにする |

　上記の例に示した 3 つの研究目的いずれの場合も，「退院後のセルフケアの継続」が，行動に関する情報ということになります．そして，その情報は，アウトカム（従属変数）ですから，しっかりと測定していかなくてはなりません．

　では，みなさんの研究目的と照らし合わせながら，行動面の情報が含まれているかを判断し，含まれている場合には，次に記入してみてください．含まれていない，すなわち行動面に関する情報を，対象者の方にたずねる必要がなければ，「なし」と記入しておきましょう．

 **対象者の行動面に関する情報に含める内容を吟味する**

## 3 対象者の身体面について

対象者の身体面の情報は，階段の上り下り，歩行機能，嚥下機能，日常動作などの身体的な機能，あるいは痛みなどの身体症状のことをいいます．先ほどの例をみてみましょう．

**例**

| 実態の把握 | 事象(従属変数) |
|---|---|
| | 対象者のなかで，退院後セルフケアを継続している者 の割合を明らかにする |
| 要因の特定 | 事象と要因(従属変数と独立変数) |
| | 対象者のなかで，退院後のセルフケアの継続 に関連する 身体・心理・環境要因 を明らかにする |
| 介入効果の検討 | 事象と介入(従属変数と独立変数) |
| | 対象者のなかで，退院時のビデオを用いた教育的指導 が，退院後のセルフケアの継続 に効果があるかどうかを明らかにする |

3つの研究目的のうち，要因の特定のなかの「身体的要因」が，身体面に関する情報ということになります．そして，その情報は，要因(独立変数)ですから，しっかりと測定していかなくてはなりません．

では，みなさんの研究目的と照らし合わせながら，身体面に関する情報が含まれているかを判断し，含まれている場合には，次に記入してみてください．含まれていない，すなわち身体面に関する情報を，対象者の方にたずねる必要がなければ，「なし」と記入しておきましょう．

 **対象者の身体面に関する情報に含める内容を吟味する**

## 4 対象者の心理面について

　　対象者の心理面の情報は，気分，信念，知識，態度といった心にかかわる情報のことをいいます．まとめ方が大きくなってしまっていますが，p. 62 の 2 対象者の行動面についての内容を「事実」ということがあるとご紹介しました．しかし，心理面については，「主観や解釈」という性質を含んだ内容となります．気分は「落ち込んでいる」「いらいらする」などといった情動に関すること，信念は「仕事も家事も両立すべきだ」「私は長生きするはずだ」というような認知に関すること，知識は「がんは生活習慣病だ」「うがい・手洗いは風邪の予防になる」というような事柄への理解，そして態度とは「困っているときでも人に助けてとはいわない」「初対面の人と話すことは苦手だ」といったある事柄に対する態度のことをいいます．

　　先ほどの例をみてみましょう．

**例**

| 実態の把握 | 事象（従属変数） |
|---|---|
| | 対象者のなかで，退院後セルフケアを継続している者の割合を明らかにする |
| 要因の特定 | 事象と要因（従属変数と独立変数） |
| | 対象者のなかで，退院後のセルフケアの継続に関連する身体・心理・環境要因を明らかにする |
| 介入効果の検討 | 事象と介入（従属変数と独立変数） |
| | 対象者のなかで，退院時のビデオを用いた教育的指導が，退院後のセルフケアの継続に効果があるかどうかを明らかにする |

　　3 つの研究目的のうち，要因の特定のなかの「心理要因」が，心理面に関する情報ということになります．そして，その情報は，要因（独立変数）ですから，しっかりと測定していかなくてはなりません．

　　では，みなさんの研究目的と照らし合わせながら，心理面に関する情報が含まれているかを判断し，含まれている場合には，次に記入してみてください．含まれていない，すなわち心理面に関する情報を，対象者の方にたずねる必要がなければ，「なし」と記入しておきましょう．

 **対象者の心理面に関する情報に含める内容を吟味する**

## 5 対象者の社会面について

対象者の社会面の情報は，対象者を取り巻く環境，医療機関へのアクセス，ソーシャルサポートなどをいいます．先ほどの例をみてみましょう．

**例**

| 実態の把握 | 事象（従属変数） |
|---|---|
| | 対象者のなかで，退院後セルフケアを継続している者 の割合を明らかにする |
| 要因の特定 | 事象と要因（従属変数と独立変数） |
| | 対象者のなかで，退院後のセルフケアの継続 に関連する 身体・心理・環境要因 を明らかにする |
| 介入効果の検討 | 事象と介入（従属変数と独立変数） |
| | 対象者のなかで，退院時のビデオを用いた教育的指導 が，退院後のセルフケアの継続 に効果があるかどうかを明らかにする |

3つの研究目的のうち，要因の特定のなかの「環境要因」が，社会面に関する情報ということになります．そして，その情報は，要因(独立変数)ですから，しっかりと測定していかなくてはなりません．

では，みなさんの研究目的と照らし合わせながら，社会面に関する情報が含まれているかを判断し，含まれている場合には，次に記入してみてください．含まれていない，すなわち社会面に関する情報を，対象者の方にたずねる必要がなければ，「なし」と記入しておきましょう．

 **対象者の社会面に関する情報に含める内容を吟味する**

# 3.6 質問紙に含める項目の内容を よく考えよう

🔗 2.6 (p.30)

このセクションでは，2.5 質問紙に含める項目を書き出そう（p. 59）で書き出した項目の操作的定義を考えるお手伝いをします．図 3-3 に，作業のフローチャートを示します．

　　まず，操作的定義の復習をしておきましょう．みなさんが 3.5 （p. 60）で書き出した項目は，少し具体性に欠けるものだったと思います（なかには，先取りをして具体的な内容を書かれた方もいたかもしれません）．例として示しました「介入効果の検討」の「退院後のセルフケアの継続」ですが，「退院後」以降の文言は漠然としていますね．「セルフケア」は，抱えている疾患や症状の状態により，内容が変わってきます．そこで，みなさんの研究目的における，セルフケアの定義を作るわけです．それを，操作的定義とよぶことを，第2章 2.6 どのようにして測定したいことを明確にする？（p. 30）でご紹介しました．ですので，みなさん各自で行わなくてはならない作業です．心理面の情報などは，理論からの定義を借りて使用してもよいでしょう．しかし，どの理論から借りてくるのか，またその意味するところが，みなさんの研究に当てはまるのかどうかは，ご自身で判断しなくてはなりません．しっかりと考えていきましょう．

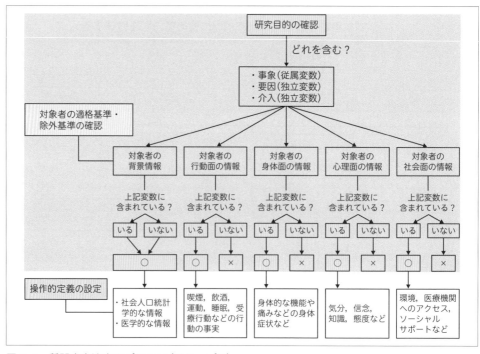

図 3-3　質問内容決定のプロセス（ステップ 2）

さて，ここまでの作業ですが，みなさんは，ご自分の研究目的に沿って，5つの質問内容の分類から，いるものといらないもの，すなわち，質問紙に含める必要のある項目と必要のない項目との整理が終了しています（図3-3の グレー部分は終了事項を示します）．みなさんが質問紙に含むべき内容（図3-3中の○印）を再度確認して，ここから先は，ご自身に必要な個所だけ，作業をしてください．

では，比較的容易な「対象者の背景情報」から始めましょう．

## 1 対象者の背景情報について

対象者の背景情報の社会人口統計学的な情報は，ある程度項目が決まっています．定義づけがむずかしいということはあまりありませんので，操作的定義の作成は省略してかまいません．ただし，経済状況，特に年収に関する質問は未回答になることも多く，経済状況をたずねる必要がある場合には，世帯の年収なのか，対象者1人の年収なのかを考えて，定義づける必要があるでしょう．そのほか，近年では，婚姻形態（例：事実婚）や職業の形態（例：フリーター）もさまざまですから，このような情報が，ご自身の研究で必要なのか，必要でないのかも考えながら定義づけましょう．

次に，対象者の医学的情報ですが，みなさんの研究テーマでよく収集されている項目を文献から借りてきてもよいでしょう．また，専門領域で用語の定義はあるかと思います．そのような場合には，操作的定義はもちろん省略してかまいません．みなさんの対象者が患者さんでない場合で，既往歴などをたずねる必要があれば，医学的な情報に関する事柄は質問するということになります．いずれの場合も，心に留めておいていただきたいことは，第2章 2.5 2 研究目的，対象者と質問文の関係（p. 24）でも述べましたが，個人情報ですので，不必要な情報を集めないということです．

次に，私の質問紙調査で収集した背景情報を例として示します．p. 52 で示しました調査対象集団の「適格基準」と「除外基準」から，次の対象者の背景情報を収集することが必要だと考えました．もちろん，調査を依頼するときに使用する「調査依頼文」にも，それらの基準を記し，対象外の方に回答してもらわないという配慮は必要ですが，なかにはじっくりと依頼文を読む時間のない対象者もいますので，データ収集後に研究者が，対象者の条件にあっているかを確認するという作業が必要となることもあります．次に，例として示します．参考にしてください．

### 記入例

【母集団】
　　乳がん経験者
【調査対象集団】
　　○適格基準
　　　・日本人女性→国籍はたずねないが，除外基準にある「日本語の読み書きがむずかしい」に関する質問で代用する
　　　・20 歳以上の者→年齢
　　　・乳がん手術を受けた者→乳がん手術の有無，術式，時期

　　　　　・調査参加に同意した者→署名済の同意書から判断

　　　　○除外基準
　　　　　・日本語の読み書きがむずかしい者→日常使用している言語をたずねる
　　　　　・精神的に安定していない者→調査の説明時に十分説明する．または，調査依
　　　　　　　　　　　　　　　　　　頼をかわりにしてくれる協力者に確認をとって
　　　　　　　　　　　　　　　　　　もらう

　そして，文献によく含まれている内容とあわせ，次のようにしました．

### 記入例

【社会人口統計学的な情報】　　　　　【医学的な情報】
　・性別　　　　　　　　　　　　　　・乳がん手術の術式
　・年齢　　　　　　　　　　　　　　・乳がん手術を受けた年
　・婚姻歴　　　　　　　　　　　　　・術後放射線療法の有無
　・学歴　　　　　　　　　　　　　　・術後化学療法の有無
　・仕事の有無　　　　　　　　　　　・術後ホルモン療法の有無
　・日常生活で使用している言語

　では，みなさんが必要とする背景情報について，次の枠内に書き出してみましょう．
もし，年収(世帯か対象者個人か)のようにわかりにくい項目でしたら定義づけもして
ください．

　対象者の背景情報に関する項目を書き出す

【社会人口統計学的な情報】

【医学的な情報】

## 2　対象者の行動面について

　　対象者の行動面の情報は，背景情報とは異なり，いろいろな定義づけができると思います．行動面の情報を収集するときに理解しておくべき事柄がいくつかありますので，これから説明します．

　　対象者の行動の情報をたずねるときには，過去の出来事についてたずねることが多いと思います．質問紙を記入している日の前日，すなわち「昨日」ですが，この程度の過去の出来事であれば，多くの人は正確に行動内容を覚えていて，質問にも回答ができるかもしれません．しかし，遠い過去の出来事を思い出すことは，何かきっかけがなければ困難だと考えられます（きっかけがあっても思い出せないことも多くありますね）．そのきっかけが，対象者個々人で異なっていると，研究者が意図しているように，対象者が回答してくれないことがあります．なぜなら，人間の思考傾向として，何かを思い出そうとするときには，その出来事の周辺で起きた自分にとって印象に残っていること（たとえば，つらい経験など）を最初に思い出すからです．その出来事を頼りに（基準にして）質問文でたずねられている事柄を思い出し，それを回答に反映するといわれています（これをリコールバイアスといいます）．ですので，ある程度の期間の指定，すなわち，いつの行動についてたずねているのか，タイムフレームを設けたほうがよいでしょう．第1章で紹介しました，ピッツバーグ睡眠質問票(p. 4)も「過去1か月間に」とタイムフレームを教示文と質問文に設けていますね．また，リコールバイアスを最小限に抑える方法として，補助的に記録や日記を対象者に毎日つけてもらうことも提案されています．対象者が，自分で記録を無理なくつけることができればよいですが，対象者の負担になったり，また，記録忘れがたくさんできてしまったりというような状況下では，記録や日記による行動記録は，実現可能性が低いといえるでしょう．

　　では，p. 62 の例に戻りましょう．研究目的の要因の特定で，「退院後のセルフケアの継続」が対象者の行動として記述されていました．ここでの「セルフケア」とは何を指しているのでしょうか．もう一度考えてみましょう．糖尿病の患者さんに対してたずねるセルフケアは，食事制限，インスリンの注射などかもしれません．そして，退院後のセルフケアの継続に関しては，「継続」の期間は退院後からいつまでなのかを定める必要がありそうです．

　　次に，私の質問紙調査で収集したセルフケア行動を例として示します．

**記入例**

本研究における「退院後のセルフケアの継続」とは，

　乳がん手術後退院後〜本調査までの間，リンパ浮腫の予防的セルフケアである次の4つ，

　　①皮膚の清潔を保つこと

　　②皮膚の保湿をすること

　　③重たい荷物を持ち上げないこと

　　　④上肢の運動をすること

を自宅で実施すること.

　では，みなさんが必要とする行動面の情報について，次の枠内に記入してみましょう.　行動面の情報を複数聞きたい場合は，それぞれについての操作的定義をしてみましょう.

 **対象者の行動面の情報に関する項目の操作的定義を作成する**

## 3 　対象者の身体面について

　対象者の身体面の情報も，背景情報とは異なり，いろいろな定義づけができると思います.　身体面の情報を収集するときにも理解しておくべき事柄があります.

　**3.5** 3 対象者の身体面について(p. 63)で，身体面の情報には，階段の上り下り，歩行機能，嚥下機能，日常動作などの身体的な機能，あるいは痛みなどの身体症状が含まれると述べました.　このなかでも，身体症状に関する情報のたずね方には注意が必要です.　ただ単に，身体症状の有無をたずねるだけでしたら問題ないのですが，たとえば，人により感じ方が異なる「痛み」などは言語化することがむずかしい症状といわれています.　既存の質問紙の例を 1 つあげますと，よく使用されている痛みを測定する尺度で，マギル痛み質問票(McGill Pain Questionnaire)[7]という質問紙があります.そのなかで，「痛み」を形容する言葉が並べられているのですが，次の 4 つの領域に分けて「痛み」の操作的定義をしています.　それらは，「痛みの感覚」「痛みへの情動」「痛みへの評価」「その他」であり，各下位概念には，合計で 78 個の単語が含まれています.　人により感じ方が異なるという身体面の情報を計るときには，このように網羅的に質問を設定する必要があることがおわかりいただけるかと思います.　ご自身で身体症状についてたずねるときには，よく対象者から訴えられる言葉や質的調査研究などを文献検索し，そこで使われている対象者の言葉などを取り上げてみてもよいでしょう.

　では，p. 63 の例に戻りましょう.　研究目的の要因の特定で，「対象者のなかで，退院後のセルフケアの継続に関連する身体・心理・環境要因を明らかにする」とありま

した．ここでの「身体的要因」とは何を指しているのでしょうか．たとえば，第1章で質問紙のサンプルとしてあげました SF-36 v2™(p. 2)では，身体面の情報として，「日常生活活動のむずかしさ」をたずねています(問 3　ア)～コ)の 10 項目をご参照ください)．そのなかの「日常生活活動」を，①激しい運動，②適度な運動，③階段の上り下り，④体の可動・柔軟性，⑤歩行，⑥自律行動などに分け，それぞれを詳細に聞いています．

　次に，SF-36 v2™を活用して例を示します．

**例**

> 本研究における「身体的要因」とは，
> 　乳がん手術後退院し，対象者が経験する日常生活活動のむずかしさとし，日常生活活動を次の項目，
> 　①激しい運動(一生懸命走る，重い物を持ち上げる，激しいスポーツをする)
> 　②適度な運動(家や庭の掃除，1～2 時間の散歩)
> 　③少し重い荷物を持ち上げたり，運んだりすること(買い物袋)
> 　④階段の上り下り
> 　　・数階上まで上る　・1 階上まで上る
> 　⑤体の前屈，ひざまずく，かがむこと
> 　⑥歩行
> 　　・1 キロメートル歩く　・数百メートル歩く　・百メートルくらい歩く
> 　⑦風呂に入ることや着替えが自分でできる
> と定義づける．

　では，みなさんが必要とする身体面の情報について，次の枠内に記入してみましょう．身体面の情報を複数聞きたい場合は，それぞれについての操作的定義をしてみましょう．

 **対象者の身体面の情報に関する項目の操作的定義を作成する**

## 4 対象者の心理面について

　　対象者の心理面の情報は，今までみてきた 1 〜 3 の情報に比べて，定義づけがむずかしいかと思います．文献から情報収集したり，心理学理論を軸に定義づけを考えたりするとよいでしょう．心理面の情報を収集するときにも理解すべき事柄がありますが，操作的定義設定時というよりは，具体的な質問文を作成する際に必要となりますので，後ほど説明します．

　　p. 64 の例に戻りましょう．研究目的の要因の特定で，「対象者のなかで，退院後のセルフケアの継続に関連する身体・心理・環境要因を明らかにする」とありました．ここでの「心理的要因」とは何を指しているのでしょうか．たとえば，第1章で質問紙のサンプルとしてあげました PsDS(p. 6)では，心理面の情報として，「社会的開示への態度」をたずねています(Q4，Q7，Q17，Q20，Q24 の 5 項目をご参照ください)．そのなかで「社会的開示への態度」を，①自分から他者に乳がんについて話すこと，②他者から自分の乳がんについてたずねられること，③自分の弱みを他者にみせること，に分け，それぞれについて質問紙を作成しました．

　　次に，上記の PsDS を活用して例を示します．

**記入例**

> 本研究における「心理的要因」とは，
> 　乳がん手術後退院し，対象者の社会的開示への態度，つまり「乳がんについて他者に話すこと」への不快感の程度とし，次の3項目，
> 　　①自分から他者に乳がんについて話すこと
> 　　②他者から自分の乳がんについてたずねられること
> 　　③自分の弱みを他者にみせること
> と定義づける．

　　では，みなさんが必要とする心理面の情報について，次の枠内に記入してみましょう．心理面の情報を複数聞きたい場合は，それぞれについての操作的定義をしてみましょう．

 **対象者の心理面の情報に関する項目の操作的定義を作成する**

## 5　対象者の社会面について

　対象者の社会面の情報は，**2**〜**4**同様，定義づけがむずかしいかと思います．**3.5**
**5**対象者の社会面について(p. 65)で，対象者の社会的情報は，対象者を取り巻く環境，
医療機関へのアクセス，ソーシャルサポートなどを含む，と述べました．p. 65 の例に
戻りましょう．研究目的の要因の特定で，「対象者のなかで，退院後のセルフケアの継
続に関連する身体・心理・環境要因を明らかにする」とありました．ここでの「環境
要因」とは何を指しているのでしょうか．たとえば，ソーシャルサポート(社会的支
援)があげられます．乳がん経験者の方へたずねる「ソーシャルサポート」とは，家族
からの家事サポート，家族からのセルフケア実施への励まし，家族からのセルフケア
実施時の手伝い，医療者からのセルフケアへの助言，医療者からのセルフケア実施へ
の励まし，などが含まれるでしょう．また，それらの頻度(どれぐらいサポートをも
らったのか)や受けたサポートにどれぐらい満足しているかなども含まれるでしょう．
　次に，前記の内容を例として示します．

**記入例**

> 本研究における「環境要因」とは，
> 　乳がん手術後退院後のソーシャルサポートとし，サポート提供者を家族，医療者
> とする．その内容は
> 　①家族の家事サポート
> 　②家族からのセルフケア実施への励まし
> 　③家族からのセルフケア実施時の手伝い
> 　④医療者からのセルフケアへのアドバイス
> 　⑤医療者からのセルフケア実施への励まし
> 　であり，対象者が受けたと感じている頻度
> と定義づける．

　では，みなさんが必要とする社会面の情報について，次の枠内に記入してみましょ
う．社会面の情報を複数聞きたい場合は，それぞれについての操作的定義をしてみま
しょう．

 **対象者の社会面の情報に関する項目の操作的定義を作成する**

# 3.7 質問文を作ろう

このセクションでは，**3.6** 質問紙に含める項目の内容をよく考えよう（p. 66）で書き出した項目の操作的定義を使って，質問文を作成できるようお手伝いをします．第2章では，質問紙作成のための全般的な注意点をあげました．ここでは，各分類で特に注意すべき点を説明した後に（該当する事柄がない場合には省略します），質問文の具体例をあげます．それらを参考にしながら，みなさんの目的に見合った文章を作成してください．

図 3-4 に，作業のフローチャートを示します．さて，ここまでの作業ですが，みなさんは，ご自身の研究目的に沿って，5 つの質問の分類（対象者の背景情報，行動面，身体面，心理面，社会面に関する情報）から，いるものといらないもの，すなわち，質問紙に含める必要のある項目と必要のない項目との整理と操作的定義の決定が，現段階で終了しています（図 3-4 の グレー部分 は終了事項を示します）．みなさんが質問紙に含むべき内容（図 3-4 中の○印）を再度確認して，ここから先は，ご自身に必要な個所の注意事項をよく理解したうえで，作業をしてください．

では，対象者の背景情報から，みていきましょう．

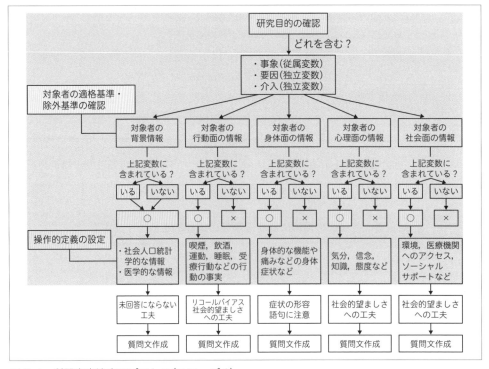

図 3-4　質問内容決定のプロセス（ステップ 3）

## 1　対象者の背景情報について

　**3.6** 1 対象者の背景情報について（p. 67）で，対象者の背景情報，特に社会人口統計学的情報は，たずねる内容がほぼ決まっているとお伝えしました．その聞き方をどうするのかということですが，単刀直入にたずねるか，あるいは，少していねいにたずねるのかという違いはあります．また，操作的定義で，たとえば，年収を対象者 1 人の年収と決めた場合には，それに見合った質問文を，世帯年収（例：夫婦の年収を合わせた額）と決めた場合には，それに見合った質問文を作成することが大切です．

　社会人口統計学的情報をたずねるときに注意すべき事柄ですが，一般的に年齢や収入に関する質問には，未回答が増える傾向にあるようです．年齢の未回答は女性に多くみられますが，年収に関する未回答は，男女問わずというところでしょうか．年齢に関する質問ですが，誕生日をたずねる方法が，単刀直入に年齢そのものをたずねたり，「次のなかから選んでください」と選ばせたりするよりも，正確であるともいわれています[6]．しかし，わが国の個人情報保護の観点からいえば，生年月日をおたずねすることはむずかしいかもしれませんので，生年月までたずねるのがよいかもしれません．この情報でも，後で対象者の年齢を計算するのには十分です．

　次に，例を示します．

**例**

<　年齢について　>

**例 1**

Q．現在のあなたの年齢は？

**例 2**

Q．現在のあなたの年齢を次から選んでください．

**例 3**

Q．あなたの生年月（生まれた年と月のみ）を教えてください．

<　婚姻歴について　>

**例 1**

Q．現在のあなたの婚姻状況は？

**例 2**

Q．現在，あなたはご結婚されていますか？

**例 3**

Q．現在のあなたの婚姻状況を次から 1 つだけ選んでください．

<　職業　>

**例 1**

Q．現在のあなたのご職業は？

**例 2**

Q．現在のあなたのご職業を教えてください．

**例 3**

Q．現在あなたは，有給のお仕事をしていますか？

Q1．「はい」と答えた方へ

あなたのご職業を最もよく表している番号を 1 つ選んでください．

＜学歴＞

**例 1**

Q．あなたの最終学歴は？

**例 2**

Q．あなたの最終学歴を教えてください．

**例 3**

Q．あなたが最後に卒業した学校について，次のなかから該当するものを 1 つ選んでください．

＜年収＞

**例 1**

Q．あなたが 1 年間に得る収入は？

**例 2**

Q．あなたが 1 年間に得る収入はおいくらですか？

**例 3**

Q．あなたが 1 年間に得る収入のおおよその額を次のなかから 1 つだけ選んでください．

　これらのように，いろいろなパターンが考えられます．社会人口統計学的な情報に関する複数の質問文は，質問紙のなかでも 1 か所にまとめて配置します．ですので，教示文は，1 つ用意しておけばよいでしょう．ちなみに，私は，「あなた自身についておたずねします．次の質問に対して，最もあてはまるものを 1 つだけ選び，□のなかに✓をつけてください．質問文の後に（　　　）がある場合には，最も適した数字を記入してください」という教示文を作成しました．

　では，例文はこのぐらいにして，ご自身で質問文を作成してみましょう．教示文についても考えておきましょう．

### 対象者の背景情報（社会人口統計学的情報）に関する質問文を作成する

　さて，次に，医学的な情報に関する質問文ですが，第2章 **2.5** **3** わかりやすい質問文を作るための約束事(p. 24)で述べましたように，専門用語や略語は使用しないように注意をしましょう．ただし，対象者が患者さんで，通常の診療で使い，患者さんが理解している用語は，そのままでかまいません．きちんと理解されているか不安な場合は，注釈をつけるなど，追加の説明をしてもよいでしょう．みなさんの対象者が患者さんでない場合でも，既往歴などをたずねる必要があれば，医学的な情報に関する質問文を作成することとなります．健常者のほうが，一般的に専門用語には不慣れだと思われますので，さらに注意が必要です．社会人口統計学的情報と同様に，その聞き方をどうするのかということですが，単刀直入にたずねるか，あるいは，少していねいにたずねるのかという違いはあります．p. 68 の例であげました，私の研究で用いた質問文を含めながら，例文を示します．

例

<乳がん手術の術式>

例 1

Q．あなたが，受けた手術方式は？

例 2

Q．あなたは，どの手術方式で手術を受けましたか？

例 3

Q．あなたが最後に受けた手術方式を，次のなかから 1 つだけお選びください．

<乳がん手術を受けた年>

例 1

Q．あなたが乳がん手術を受けたのは：

例 2

Q．あなたが乳がん手術を受けたのはいつかを教えてください．

例 3

Q．あなたは，いつ乳がんの手術を受けましたか？　複数回あれば，すべて教えてください．

<術後放射線療法の有無>

例 1

Q．あなたは，手術後，放射線療法を：

例 2

Q．あなたは，手術後，放射線療法を受けましたか？

例 3

Q．あなたは，手術後，放射線療法を受けましたか？　手術を複数回受けた場合には，それぞれについて教えてください．

<術後化学療法の有無>

例 1

Q．あなたは，手術後，化学療法を：

例 2

Q．あなたは，手術後，化学療法を受けましたか？

例 3

Q．あなたは，手術後，化学療法を受けましたか？　手術を複数回受けた場合には，それぞれについて教えてください．

<術後ホルモン療法の有無>

例 1

Q．あなたは，手術後，ホルモン療法を：

**例 2**

Q．あなたは，手術後，ホルモン療法を受けましたか？

**例 3**

Q．あなたは，手術後のホルモン療法を，現在も続けて受けていますか？

　これらのように，いろいろなパターンが考えられます．社会人口統計学的な情報と同様に，医学的情報に関する複数の質問文は，質問紙のなかでも 1 か所にまとめて配置します．ですので，教示文は 1 つ用意しておけばよいでしょう．対象者の背景情報なのですが，社会人口統計学的な情報とは全く異なる内容ですので，私は，教示文を次のように別に作成しました．「あなたの乳がんについておたずねします．次の質問に対して，最もあてはまるものを 1 つだけ選び，□のなかに✓をつけてください．質問文の後に（　　　　）がある場合には，最も適した数字を記入してください」．

　では，医学的な情報に関する例文はこの辺にして，ご自身で質問文を作成してみましょう．また，教示文についても考えておきましょう．

 **対象者の背景情報（医学的情報）に関する質問文を作成する**

## 2 対象者の行動面について

3.6 2 対象者の行動面について(p. 69)で，対象者の行動面の情報をたずねるときには，①対象者がどのような思考過程を経て回答するのか，②タイムフレームの設定の大切さをお伝えしました．さらに，質問文を作成するときに，注意を払わなければならない事柄について説明します．

みなさんの研究テーマによっては，一般的に好ましくないと考えられている行動について，対象者の方にたずねなくてはならないこともあると思います．たとえば，妊婦に，現在の飲酒や喫煙の有無をたずねる場合があげられます．妊婦の健康管理や胎児への影響を考えての質問文作成となるかと思いますが，その前に，対象者の思考を想像してみることが大切です．対象者が，みなさんが考えているその質問文に対して，正直に「はい」と回答することは，妊娠中の飲酒や喫煙＝好ましくない行動をしたということを告白するようなものですから，対象者のなかには「いいえ」と答えておこうなどと考える人もいるかもしれません(これを「社会的望ましさ」といいます)．この社会的望ましさが反映されている回答は，対象者の行動を正確にはとらえてはいないこととなりますので，その回答をもとにデータの集計や分析を行っても信頼性に欠けるという結果になってしまいます．なるべく，社会的望ましさを入れずに，行動面の情報をたずねる方法があればよいのですが，現実問題として，特に行動が治療や病気の症状などに関係しているとむずかしいといえるでしょう．質問文に関する工夫ももちろんですが，語句の選び方，少し長めの質問，自由記載質問，教示文，質問文の配置場所などを総合的に考えながら工夫するのがよいとされています[6]．

では，p. 69 の例であげました「退院後のセルフケアの継続」について，例文を示します．

### 例

＜皮膚の清潔を保つこと＞
Q. あなたは，過去 1 週間の間に，石鹸で手や腕を洗いましたか？

＜皮膚の保湿を保つこと＞
Q. あなたは，過去 1 週間の間に，クリームで手や腕の保湿をしましたか？

＜重たい荷物を持ち上げないこと＞
Q. あなたは，過去 1 週間の間に，ペットボトル入りの箱などの重い荷物を持ち上げましたか？

＜上肢の運動をすること＞
Q. あなたは，過去 1 週間の間に，肩をまわす運動をしましたか？

　これらのように，ある特定の行動を「したか，しないか」をまずたずね，次に「した」と回答した対象者のみに，その行動の頻度(過去1週間のうちに何回など)に関する質問を追加してもよいでしょう．

　教示文ですが，対象者の背景情報のそれとは異なり，少し注意しながら作成します．たとえば，前記の例の教示文として，「次の質問文をお読みになり，過去1週間の間に，あなたが自宅で行ったものには「はい」を，行っていないものには「いいえ」に○をつけてください」はいかがでしょうか．

　では，例文はこの辺にして，ご自身で作成してみましょう．教示文についても考えてみましょう．

 **対象者の行動面の情報に関する質問文を作成する**

## 3　対象者の身体面について

**3.5** 3 対象者の身体面について（p. 63），**3.6** 3 対象者の身体面について（p. 70～71）で，身体面の情報には，階段の上り下り，歩行機能，嚥下機能，日常動作などの身体的な機能，あるいは痛みなどの身体症状のことをいうと述べました．また，「痛み」などの言語化することがむずかしい症状は注意が必要というお話もしました．

しかし，一般的には，対象者の身体面の情報は，操作的定義で定めた内容を文章化すればよいので，質問文の作成は，行動面の情報のそれよりもむずかしくないと思います．余談ですが，みなさんが，身体症状の有無を調べようとしているのでしたら，その症状の程度もあわせて聞いておくとよいかもしれません．なぜなら，身体症状があっても，その程度が軽ければ，患者さんにとってはさほど重大なことではないということも十分考えられるからです．また，p. 72 の例に沿って考えてみると，その症状があっても軽ければ，退院後のセルフケアに与える影響が少ないかもしれません（程度が軽いので，セルフケアを実施しない，あるいは程度が軽いので，楽にセルフケアができるなどが考えられます）．

では，p. 71 の例〔SF-36 v2™(p. 2)の身体的健康の操作的定義〕をもとに，日常生活活動に関する質問文の一部と私の研究で用いた質問文を例文として示します．

### 例

> **＜適度な運動＞**
> Q. 適度な運動，たとえば，家や庭の掃除をする，1～2 時間散歩をするなど
>
> **＜階段の上り下り＞**
> Q. 階段を数階上まで上る
> Q. 階段を 1 階上まで上る
>
> **＜術後の腕の問題について＞**
> Q. あなたは，乳がん手術後，腕に問題が生じましたか？
> Q. あなたは，今までにどんな腕の問題がありましたか？（複数回答可）
> Q. あなたは，どれぐらいの間，その問題を抱えていますか？
> Q. あなたは，その腕の問題で，全体としてどれぐらいの不快感を経験していますか？
> Q. その不快感は，あなたの毎日の生活のなかの何に影響を与えましたか？（複数回答可）

適度な運動に関する教示文については，第1章の SF-36 v2™(p. 2)をご参照ください．術後の腕の問題についてですが，たとえば「あなたの乳がんの手術後から現在までの間についておたずねします．次の質問をお読みになり，最もあてはまるものを 1 つだけ選び，□のなかに✓をつけてください．ただし，「複数回答可」とある質問に対

しては，あてはまるものすべて選び，□のなかに✓をつけてください」はいかがでしょうか．

　では，例文はこの辺にして，ご自身で質問文を作成してみましょう．また，教示文についても考えておきましょう．

 **対象者の身体面の情報に関する質問文を作成する**

## 4 対象者の心理面について

　対象者の心理面に関する情報をたずねるときには，行動面の情報を収集するときと同様，理解しておく事柄がありますので，注意してください．**3.5** **4** 対象者の心理面について（p. 64）で，対象者の心理的情報は，気分，信念，知識，態度といった心にかかわる情報を含むと述べました．**3.6** **2** 対象者の行動面について（p. 69）でも述べましたが，対象者が質問文を読み，回答しようとするときには，現在から過去に向かって自分の記憶をたどっていきます．心理面に関する質問を読んだときには特に，対象者は，①質問を解釈し，②①に関連した感情などを呼び起こし，③①と②を結びつけて考え，適切と思われることを熟慮し，④回答する[8] と考えられています．

　行動面の情報のところでもお話しましたように，対象者の知識を問う場合「○○を知っていますか？」という問いでは，社会的望ましさが入りやすいといわれています．たとえば，知らないことやわからないことを聞かれた場合に，対象者は「無知だと思われたくない」という気持ちから，「知っている」と答える傾向にあるようです．このような回答が多いと，一見対象者は十分な知識を備えているという結果につながりかねません．ですから，「○○を知っていますか？」という問いよりは，「あなたは……だと思いますか？」という文章にしたり，回答の選択肢に「わからない」を入れたりするのがよいといわれています．また，そのほかの工夫として「○○についておたずねしようと思います．○○という言葉は今まで聞いたことがありますか？」という質問文を質問の最初に配置するという方法もあります．そのようにすることによって，○○という言葉を聞いたことがない対象者は，その知識に関する質問を飛ばして（枝分かれ質問），別の質問へとすすむことができます．

　では，p. 72 の例〔PsDS（p. 6）の社会的開示の操作的定義〕をもとに，態度に関する質問の例文を示します．

**例**

> **＜自分から他者に乳がんについて話すこと＞**
> Q．自分の家族以外の人に，自分の乳がんについて明かすことは怖い．
> Q．人に自分の乳がんについて明かすことは気分的に楽だ．
>
> **＜他者から自分の乳がんについてたずねられること＞**
> Q．人から，自分の乳がんについて聞かれると困惑する．
> Q．人から，自分の乳がんについて聞かれると憤りを覚える．
>
> **＜自分の弱みを他者にみせること＞**
> Q．誰にでも，自分の弱みをみせることができる．

この教示文については，第1章の PsDS（p. 6）をご参照ください．

　では，例文はこの辺にして，ご自身で質問文を作成してみましょう．また，教示文についても考えておきましょう．

 **対象者の心理面の情報に関する質問文を作成する**

# 5 対象者の社会面について

　p. 65 で，社会面の情報には，対象者を取り巻く環境，医療機関へのアクセス，ソーシャルサポートなどを含むと述べました．社会面での情報に関して，操作的定義がしっかりとしていれば，それに沿う形で，質問文を作成すればよいため，さほど大変ではないかと思います．

　では，p. 73 の例（ソーシャルサポートの操作的定義）をもとに，例文を示します．

## 例

**＜家族の家事サポート＞**

Q．過去 1 か月の間に，私は夫から，食器洗いをやってもらった．

　Q1.「そう思う」と答えた方へ

　　それは，過去 1 か月の間に，どれだけやってもらいましたか？

**＜家族からのセルフケア実施への励まし＞**

Q．過去 1 か月の間に，私は夫から，肩まわし運動を毎日していることを励ましてもらった．

　Q1.「そう思う」と答えた方へ

　　それは，過去 1 か月の間に，どれだけ励ましてもらいましたか？

**＜家族からのセルフケア実施時の手伝い＞**

Q．過去 1 か月の間に，私は夫と肩まわし運動を一緒にやってもらった．

　Q1.「そう思う」と答えた方へ

　　それは，過去 1 か月の間に，どれだけ一緒にやってもらいましたか？

**＜医療者からのセルフケアへのアドバイス＞**

Q．過去 1 か月の間に，看護師は，肩まわし運動のやり方にアドバイスをくれた．

　Q1.「そう思う」と答えた方へ

　　それは，過去 1 か月の間に，どれだけアドバイスをくれましたか？

**＜医療者からのセルフケア実施への励まし＞**

Q．過去 1 か月の間に，看護師は，セルフケアを続けていることへの励ましの言葉をくれた．

　Q1.「そう思う」と答えた方へ

　　それは，過去 1 か月の間に，どれだけ励ましてくれましたか？

　サポートについての教示文ですが，たとえば「過去 1 か月間についておたずねします．次の質問をお読みになり，最もあてはまるものを 1 つだけ選び，□のなかに✓をつけてください．各質問で「そう思う」と答えた方は，すぐ下の質問もお読みになり，

最もあてはまるものを1つだけ選び，□のなかに✓をつけてください」はいかがでしょうか．

　では，例文はこの辺にして，ご自身で質問文を作成してみましょう．また，教示文についても考えてみてください．

 **対象者の社会面の情報に関する質問文を作成する**

# 3.8 質問文の数を決定しよう

🔗 2.7 (p.32)

このセクションでは，質問文の数，すなわち単一項目か複数項目からなる尺度を作成するのかについて決定できるようにお手伝いをします．みなさんは，第2章 2.7 どのようにして質問文の数を決定する？(p. 32)の単一項目と複数項目の利点と欠点，および各質問の種類の操作的定義とをよく考えながら，決めていきましょう.

## 1 単一項目 vs. 複数項目（尺度）

まず，単一項目の利点と欠点について，もう一度復習しておきましょう．単一項目の利点は，1つの質問文に対する回答ですから，何に対して答えているのかが明白であることです．一方，欠点としては，1つの質問文に対する回答ですから，その回答がカバーする範囲が狭く，似たような質問文を用いて質問してみると，回答が異なる可能性があるということです．ですから，心に関する抽象的な事柄を単一項目で聞くと，聞きたいことが本当に聞けているかに疑問が残るといわれるのは，このためです.

次に，複数項目の利点と欠点ですが，単一項目での利点と欠点がちょうど入れ替わる形になります．すなわち，同じ概念を共有している複数の質問文により，ある事柄についてたずねますから，聞きたいことが本当に聞けているかという疑問は少し減ることが利点といえるでしょう．そして，1つの概念ではありますが，複数の質問文が尺度を構成していますので，何に対する回答かピンときづらい点が欠点となるでしょう．さらにいえば，尺度を作成するわけですから，信頼性と妥当性の検討のための予備調査と統計解析は避けられません（信頼性と妥当性の検討に関する統計解析手法は，本書の守備範囲を超えますので，文献をご参照ください）.

以上の利点と欠点を踏まえながら 3.7 質問文を作ろう(p. 74)で作成した質問文を，単一項目にするか，追加して複数項目にするかを考えていきましょう.

## 2 対象者の背景情報について

表 3-1 をみてください．操作的定義は，「婚姻歴」と「年収」にしか定められていません．他の項目は，複雑なことはたずねていないことがうかがえます．そして，質問文ですが，回答の選択肢の設定に気をつければ，1つの質問文で聞きたいことが聞けそうですね（表 3-1 の表中の単は単一項目を，複は複数項目を示しています）.

みなさんの場合はどうでしょうか．次にまとめてみましょう.

表 3-1 対象者の背景情報における単一項目・複数項目の別

| 対象者の背景情報 | 操作的定義 | 質問文 | 単・複 |
|---|---|---|---|
| 年齢 | — | あなたの生年月(生まれた年と月のみ)を教えてください. | 単 |
| 婚姻歴 | 法律上の配偶者がいるか否か | 現在,あなたはご結婚されていますか? | 単 |
| 職業 | — | 現在のあなたのご職業を教えてください. | 単 |
| 学歴 | — | あなたが最後に卒業した学校について次から1つ該当するものを選んでください. | 単 |
| 年収 | 対象者1人の1年間の年収(税込み) | あなたが1年間に得る税込みの収入はおいくらですか? | 単 |
| 術式 | — | あなたは,どの手術方式で手術を受けましたか? | 単 |
| 手術を受けた年 | — | あなたが乳がん手術を受けたのはいつかを教えてください. | 単 |
| 術後放射線療法 | — | あなたは,手術後,放射線療法を受けましたか? | 単 |
| 術後化学療法 | — | あなたは,手術後,化学療法を受けましたか? | 単 |
| 術後ホルモン療法 | — | あなたは,手術後,ホルモン療法を受けましたか? | 単 |

第3章

 **対象者の背景情報に関する質問文の数の決定**

## 3 対象者の行動面について

　行動面に関する情報に移りましょう．表3-2をみていただくと，「退院後のセルフケア」の操作的定義は4つあります．すなわち，この4つが集まって退院後のセルフケアを表しているといえるでしょう．このように考えますと，「退院後のセルフケア」尺度として，信頼性と妥当性の検討を行うことができそうです．また，尺度としてではなく，1項目ずつ使用したい，セルフケアの各内容がより大事だと考える場合には，1項目ずつデータをまとめてもよいでしょう．

　みなさんの場合はどうでしょうか．次にまとめてみましょう．

表3-2　対象者の行動面についての情報における単一項目・複数項目の別

| 対象者の行動面 | 操作的定義 | 質問文 | 単・複 |
|---|---|---|---|
| 退院後の<br>セルフケア | 皮膚の清潔を保つこと | あなたは，過去1週間の間に，石鹸で手や腕を洗いましたか？ | 単か複 |
| | 皮膚の保湿を保つこと | あなたは，過去1週間の間に，クリームで手や腕の保湿をしましたか？ | 単か複 |
| | 重たい荷物を持ち上げないこと | あなたは，過去1週間の間に，ペットボトル入りの箱などの重い荷物を持ち上げましたか？ | 単か複 |
| | 上肢の運動をすること | あなたは，過去1週間の間に，肩をまわす運動をしましたか？ | 単か複 |

 **対象者の行動面の情報に関する質問文の数の決定**

## 4 対象者の身体面について

次に身体面に関する情報に移りましょう.

表 3-3 をみていただくと,「日常生活活動」の操作的定義は 2 つあります. この 2 つが集まって日常生活活動を表しているといえるでしょう. これらの質問文を単一項目として考えますと, 尺度(下位尺度)を構成するための最低限 3 項目という約束事[9]はクリアできませんので,「日常生活活動」尺度として, 信頼性と妥当性の検討はむずかしいようです(SF-36 v2™の項目を例に使用していますが, 実際に SF-36 v2™を使用するときには, 指定のマニュアルどおりに得点化して使用しなくてはなりません. したがって尺度での使用となります).

では, 身体面に関する情報の例をもう 1 つみてみましょう. 表 3-4 をみてください. 術後の腕の問題についての操作的定義は, 5 つありますが, よくみてみると, 3 つに大きく分かれます. まず 1 つめが, 乳がん手術後の症状, 2 つめが, 乳がん手術後の症状の期間, 3 つめが, 乳がん手術後の腕の症状による不快感です. それぞれが独立して, 乳がん手術後の腕の問題を把握するための質問となっています. しかし, 複数項目として構成される可能性があるものは,「あなたは, 今までにどんな腕の問題がありましたか?(複数回答可)」と「その不快感は, あなたの毎日の生活のなかの何に影響を与えましたか?(複数回答可)」としている質問文といえます(実際には, 後者を「上肢リンパ浮腫身体的不快感尺度」と名づけ, 信頼性と妥当性の確認を行いました[10]).

みなさんの場合はどうでしょうか. 次にまとめてみましょう.

表 3-3 対象者の身体面についての情報における単一項目・複数項目の別(その 1)

| 対象者の身体面 | 操作的定義 | 質問文 | 単・複 |
|---|---|---|---|
| 日常生活活動 | 適度な運動 | 適度な運動, たとえば, 家や庭の掃除をする, 1〜2 時間散歩をするなど | 単 |
| | 階段の上り下り | 階段を数階上まで上る | 単 |
| | | 階段を 1 階上まで上る | 単 |

表 3-4 対象者の身体面についての情報における単一項目・複数項目の別(その 2)

| 対象者の身体面 | 操作的定義 | 質問文 | 単・複 |
|---|---|---|---|
| 術後の腕の問題について | 乳がん手術後の腕の症状あり・なし | あなたは, 乳がん手術後, 腕に問題が生じましたか? | 単 |
| | 乳がん手術後発現した症状(痛み・むくみ・しびれ・腕力の低下・動作範囲の狭まり) | あなたは, 今までにどんな腕の問題がありましたか?(複数回答可) | 単か複 |
| | 乳がん手術後の腕に症状を抱えていた期間 | あなたは, どれぐらいの間, その問題を抱えていますか? | 単 |
| | 術後の腕の問題でどれぐらい不快感があるか | あなたは, その腕の問題で, 全体としてどれぐらいの不快感を経験していますか? | 単 |
| | 日常生活を送るうえで, 腕の問題によりどれぐらい不快感があるか | その不快感は, あなたの毎日の生活のなかの何に影響を与えましたか?(複数回答可) | 単か複 |

**対象者の身体面の情報に関する質問文の数の決定**

## 5 対象者の心理面について

　心理面に関する情報に移りましょう．表3-5 をみていただくと，「退院後のセルフケア」に関連する要因としての心理的要因を「社会的開示」とし，操作的定義は 3 つあることがわかります．すなわち，この 3 つが集まって社会的開示を表しているといえるでしょう．これらの質問文を複数項目として考えますと，社会的開示尺度として，信頼性と妥当性の検討を行うことができそうです．「自分の弱みを他者にみせること」以外は，2 つずつの質問文になっています．そして，肯定的，否定的な 2 文となっているところもありますので，できるだけ質問文を追加し複数項目として扱ったほうがこの場合はよいでしょう．

　みなさんの場合はどうでしょうか．次にまとめてみましょう．

表 3-5　対象者の心理面についての情報における単一項目・複数項目の別

| 対象者の心理面 | 操作的定義 | 質問文 | 単・複 |
|---|---|---|---|
| 社会的開示 | 自分から他者に乳がんについて話すこと | ・自分の家族以外の人に，自分の乳がんについて明かすことは怖い．<br>・人に自分の乳がんについて明かすことは気分的に楽だ． | 複 |
| | 他者から自分の乳がんについてたずねられること | ・人から，自分の乳がんについて聞かれると困惑する．<br>・人から，自分の乳がんについて聞かれると憤りを覚える． | 複 |
| | 自分の弱みを他者にみせること | ・誰にでも，自分の弱みをみせることができる． | 複 |

✏ **対象者の心理面の情報に関する質問文の数の決定**

## 6 対象者の社会面について

　社会面に関する情報に移りましょう．表3-6をみていただくと，「退院後のセルフケア」に関連する要因としての社会的要因を「ソーシャルサポート」とし，操作的定義は家族に関しては3つ，医療者に関しては2つあることがわかります．すなわち，この5つが集まってソーシャルサポートを表しているといえるでしょう．「家族からのソーシャルサポート」「医療者からのソーシャルサポート」尺度として，信頼性と妥当性の検討を行うことができそうですが，医療者からのソーシャルサポートには，質問文が2つしかありません．もう少し質問文を追加してから，信頼性と妥当性の検討を行うか，そのまま単一項目として扱ってもよいでしょう．また，それぞれに頻度についての質問があります．こちらも，家族からのサポートの頻度は3つ，医療者からのサポートの頻度は2つですから，同じことがいえます．

　みなさんの場合はどうでしょうか．次にまとめてみましょう．

表 3-6　対象者の社会面についての情報における単一項目・複数項目の別

| 対象者の心理面 | 操作的定義 | 質問文 | 単・複 |
|---|---|---|---|
| ソーシャルサポート | 家族の家事サポート | 過去 1 か月の間に，私は夫から，食器洗いをやってもらった．<br>→「そう思う」と答えた方へ<br>　それは，過去 1 か月の間に，どれだけやってもらいましたか？ | 単か複 |
| | 家族からのセルフケア実施への励まし | 過去 1 か月の間に，私は夫から，肩まわし運動を毎日していることを励ましてもらった．<br>→「そう思う」と答えた方へ<br>　それは，過去 1 か月の間に，どれだけ励ましてもらいましたか？ | 単か複 |
| | 家族からのセルフケア実施時の手伝い | 過去 1 か月の間に，私は夫と肩まわし運動を一緒にやってもらった．<br>→「そう思う」と答えた方へ<br>　それは，過去 1 か月の間に，どれだけ一緒にやってもらいましたか？ | 単か複 |
| | 医療者からのセルフケアへのアドバイス | 過去 1 か月の間に，看護師は，肩まわし運動のやり方にアドバイスをくれた．<br>→「そう思う」と答えた方へ<br>　それは，過去 1 か月の間に，どれだけアドバイスをくれましたか？ | 単 |
| | 医療者からのセルフケア実施への励まし | 過去 1 か月の間に，看護師は，セルフケアを続けていることへの励ましの言葉をくれた．<br>→「そう思う」と答えた方へ<br>　それは，過去 1 か月の間に，どれだけ励ましてもらいましたか？ | 単 |

 **対象者の社会面の情報に関する質問文の数の決定**

# 3.9 質問文を精練しよう

 2.5 (p.22)

　このセクションでは，質問文案ができあがった後に，わかりやすい質問になるように練り直すお手伝いをします．みなさんは，第2章 2.5 どのような点に気をつけて質問紙を作る？(p. 22)と第3章の各質問の種類で述べました注意事項とご自身の質問文案を照らし合わせながら，作業を進めてみましょう．進め方ですが，確認すべき事項をフローチャート(図 3-5)にして示します．それぞれのチェックポイントに書き込み欄を設けました．ご自身でチェックをしながら進んでいきましょう．

　本章と第2章で，たくさんの約束事について説明してきました．みなさんはどれぐらい思い出すことができますか？　少し頭のなかを整理する必要があると思いますので，まず，本章での約束事から確認していきます．本章では，①対象者の背景情報，②行動面，③身体面，④心理面，⑤社会面の情報についての質問文を作成しました．みなさんの研究目的によっては，①対象者の背景情報以外は，すべてたずねる必要はありませんでしたね．PE(I)CO を使って，みなさんが必要な情報が過不足なく含まれているかを確認しましょう．次に，上記①～⑤に特有の約束事の確認です．次を参考にしながら，作業してみてください．

①対象者の背景情報
　　□調査に必要な個人情報だけをたずねているか
　　□年収，婚姻状況や職業など，操作的定義を設けた項目は，操作的定義と質問文の
　　　内容が一致しているか
②行動面の情報
　　□正確に回答してもらうための工夫(タイムフレーム)を設けているか
　　□回答しづらい行動をたずねる場合，社会的望ましさの検討をしたか
　　□操作的定義を設けた項目は，操作的定義と質問文の内容が一致しているか
③身体面の情報
　　□言語での表現がむずかしい痛みなどの症状についてたずねていないか
　　□上記の症状をたずねている場合には網羅的な質問文となっているか
④心理面の情報
　　　□操作的定義がしっかりとされているか
　　　□操作的定義を設けた項目は，操作的定義と質問文の内容が一致しているか
　　　□モラルや社会通念にかかわる質問の場合，社会的望ましさの検討をしたか
⑤社会面の情報
　　　□操作的定義がしっかりとされているか
　　　□操作的定義を設けた項目は，操作的定義と質問文の内容が一致しているか

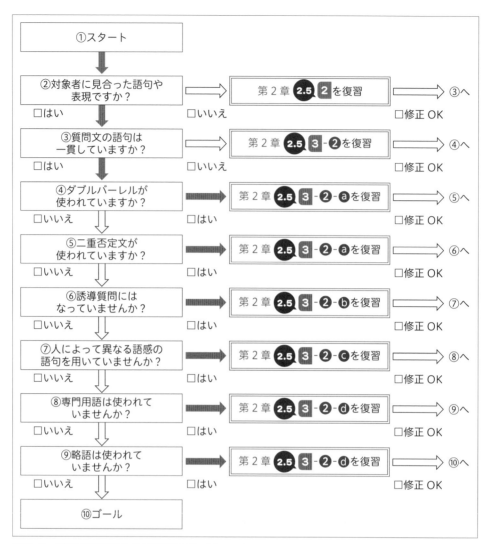

図 3-5　質問文精練のための確認フローチャート

　もう少し練り直したほうがよいと感じていますか？　その場合には，もう一度本章の **3.5** 質問紙に含める項目を書き出そう～ **3.7** 質問文を作ろうを復習し，納得してから次の作業に進みましょう．

　図3-5に第2章でご紹介しました質問文作成の一般的な約束事をまとめました．この約束事は，前ページ①～⑤の質問内容の分類にかかわらず，確認すべきことがらです．みなさんが作成した質問文すべてを最初から最後まで確認して，必要があれば修正を加えましょう．

# 3.10 回答の選択肢を作ろう

🔗 **2.8** (p.35)

このセクションでは，みなさんが今までに作成した質問文にふさわしい回答の選択肢が作成できるようにお手伝いをします．逆説的ですが，どのような結果のまとめ方をしたいのかを考えながら，そのまとめ方を可能にしてくれる統計解析手法を選びます．そして，その解析手法を使うためのデータの形，つまり回答の選択肢を決めていきます．

## 1 集めたデータのまとめ方を考えておこう

どのような形のデータを，どのようにして使いたいのかということを，質問紙作成時に考えておくと，データの収集後に慌てずにすみます．第2章 **2.8** どのようにして回答の選択肢を作る？(p. 35)でも述べましたが，どの表記方法の回答の選択肢が，統計学の世界のどの変数尺度となるのか，さらに，その変数を使ってどのようなデータのまとめ方(統計解析)ができるのかを理解することが非常に大切です．

では，本章のはじめに戻り，PE(I)CO で表される研究目的をもう一度みておきましょう．p.48 の例を次に示します．

> 実態の把握→本研究の目的は，
> 　　　P ある対象者の
> 　　　E ×
> 　　　C ×
> 　　　O あるアウトカムの割合，頻度，平均値など
> 　　　　を検討することである．

まず，実態の把握ですが，ある現象の割合や平均値などで表すようなデータの形が必要なようですね(割合や平均値を求めるような解析手法を記述統計とよびます)．わかりやすい例として，対象者の背景情報を考えてみましょう．ただし，コード化する前の形を思い描いてください．たとえば，みなさんの対象者が男女問わずの場合，対象者全体数が 100 名のとき，男性の対象者が 45 名だったと仮定します(女性は，55 名ですね)．対象者全体に占める男性対象者の割合は，45/100＝45％ということになります．このように，割合を求めるときには，全体に占めるある事柄の数がわかるとよい，ということになります．次に，平均値ですが，これは対象者の年齢を考えてみるとよいでしょう．みなさんの対象者全体数は 100 名でした．1 名 1 名の年齢を 100 名まで足して，全体の人数で割ると平均年齢が算出できますね．このことから，平均値を求めるには，数値(数量尺度)が必要となります．

　では，次にご自身の研究目的で必要となるデータのまとめ方を書いてみましょう．

 **研究目的で必要となるデータのまとめ方**

```




```

　次に，要因の特定ですが，ある事象に対して，ある要因を有する者と有しない者との違いを調べることができるようなデータの形が必要ですね〔**3.5** 質問紙に含める項目を書き出そう(p. 59)で述べましたように，要因の特定が研究目的の場合には，事象＝従属変数，要因＝独立変数という2つの変数がありました．ですので，実態の把握よりも，考えなくてはいけないデータの形は1つ増えて，2つということになります〕．

```
要因の特定→本研究の目的は，
        P ある対象者に
        E ある要因があると
        C ある要因がない対象者とを比べて
        O あるアウトカムに違いがある
          かどうかを検討することである．
```

　今回も，対象者の背景情報を使って考えてみましょう．ただし，コード化する前の形を思い描いてください．たとえば，事象が，1日の睡眠時間としましょう．そして，要因が職業の有無だと仮定します．PECOにあてはめて考えてみると，「ある対象者で，職業がある者と，職業がない者とを比べて，睡眠時間に違いがある」かどうかを検討するということができます．そして，みなさんは，対象者に対する質問文で，職業の有無をたずね，対象者が仕事をもっているかどうかを回答から判断することとなります．また，睡眠時間についてたずねる際には，数値(何時間)という形にするか，または，何時間～何時間といった区切りのある変数として，データを集めるのかについても考えていく必要があるでしょう．従属変数となる睡眠時間が数値(数量尺度)の場合で，独立変数となる職業の有無が二値尺度の場合，職業ありの人の睡眠時間と職業なしの人の睡眠時間とを比較しますから，平均値の差を求める検定($t$検定)を用いることになります．もし，従属変数となる睡眠時間を何時間～何時間といった区切りのある変数でたずねる場合(二値尺度か名義尺度)，独立変数となる職業の有無も二値尺度になりますから，今度は睡眠時間の平均値ではなく，各カテゴリーのなかに該当する人数を求め，その割合を比較する検定(カイ2乗検定)を用いることになります(図2-10「データ(変数)にあった統計手法を選ぶためのフローチャート」(p. 40)を参照し

てください).

では，次にご自身の研究目的で必要となるデータのまとめ方を書いてみましょう．

 **研究目的で必要となるデータのまとめ方**

最後に，介入効果の検討ですが，ある事象に対して，ある介入を受けた者と受けていない者との違い，あるいは介入前とその後の違いを調べることができるようなデータの形が必要ですね． **3.5** (p. 59)で述べましたように，介入の効果の検討が研究目的の場合には，事象＝従属変数，介入＝独立変数，という2つの変数がありました．ですので，研究目的が要因の特定の場合と基本的には，同じ数の変数が存在することとなります．

介入効果の検討→本研究の目的は，
　　　　　　　P ある対象者に
　　　　　　　I ある介入を行うと
　　　　　　　C ある介入を行わない対象者，あるいはある介入を行う前とを比
　　　　　　　　べて
　　　　　　　O あるアウトカムに効果がある
　　　　　　　　かどうかを検討することである．

少し物事を簡単に考えていきます．たとえば，事象が痛みの軽減としましょう．そして，介入がアロママッサージだと仮定します．PICOにあてはめて考えてみると，「ある対象者に，アロママッサージを行うと，行わない対象者に比べて，痛みが軽減する」あるいは「ある対象者にアロママッサージを行う前と，行った後とを比べて，痛みが軽減する」かどうかを検討するということができます．アロママッサージ実施の有無は，介入者に記録をとってもらっていると仮定します．痛みについては，どれぐらい痛いのかを数値で表すのか，または，区切りのある変数にするのかを，考えておく必要があるでしょう．従属変数となる痛みの程度が数値(数量尺度)，独立変数となる介入実施の有無は二値尺度とした場合を考えてみましょう．図2-10「データ(変数)にあった統計手法を選ぶためのフローチャート」(p. 40)を参照してもらいたいのですが，介入ありの人の痛みの程度と介入なしの人の痛みの程度とを比較しますから，平均値の差を求める検定($t$検定)を用いることになります(この場合，介入前の痛みなどは，介入群と対照群で統計学的な差はないものとします)．もし，従属変数となる痛み

の程度を区切りのある変数で収集する場合(二値尺度か名義尺度)，独立変数となる介入実施の有無も二値尺度になりますから，今度は痛みの程度の平均値ではなく，各カテゴリーのなかに該当する人数を求め，その割合を比較する検定(カイ2乗検定)を用いることになります．

　前記は，介入群と対照群との比較でしたが(この2つの群の構成者は同一人物ではありません)，介入前と介入後の効果を比較したい場合には，統計解析手法の選択に注意が必要です．データの形について前記と同じですが，使う検定が，繰り返しのある検定方法(対応のある$t$検定や対応のある McNemar 検定や Wilcoxon の符号付順位和検定)を用いることを，頭の片隅に覚えておいてください．

　では，次にご自身の研究目的で必要となるデータのまとめ方を書いてみましょう．

 **研究目的で必要となるデータのまとめ方**

## 2 1 で考えたデータのまとめ方から候補となる回答の選択肢

　前項で例をあげました，データのまとめ方から考えられる回答の選択肢について，研究目的ごとにみていきたいと思います．

　まず，実態の把握ですが，ある事象の割合を求める場合と平均値を求める場合についてご紹介しました．事象の割合ですから，その事象が，「1件，2件」というようにカウントできればよいわけです．このように考えますと，「はい，いいえ」や「男性，女性」といったカテゴリー変数で事象の割合を知ることができそうです．表2-13 (p.38)で示しましたように，二値尺度でも，名義尺度でも，順序尺度でもよいでしょう．データを収集してから，少し加工することをいとわないのであれば，年齢を数値(数量尺度)として回答してもらい，その後10歳刻みに区分し，「20代は何名，30代は何名」というように集計する方法もあります．平均値を求める場合ですが，これは，数値，すなわち数量尺度でないと計算ができません．前述のとおり，連続変数からカテゴリー変数に変換することは可能ですが，その逆はむずかしいので，十分に考えてから，回答の選択肢を決めてください(表3-7のまとめもご覧ください)．

　では，次にご自身の研究目的で必要となるデータのまとめ方に見合った，回答の選択肢候補を書き出してみましょう．

表 3-7 割合・平均値の算出と回答の選択肢候補

| 算出するもの | 回答の選択肢候補 | 変数の分類 |
|---|---|---|
| 割合(%) | 二項回答法 | カテゴリー変数 |
| | 多項回答法 | |
| | (評定法) | (カテゴリー変数/連続変数) |
| | (数値の記入) | (連続変数) |
| 平均値 | 評定法 | カテゴリー変数/連続変数 |
| | 数値の記入 | 連続変数 |

第3章

 **回答の選択肢候補**

次に，研究目的が要因の特定の場合ですが，割合の比較を行う場合と平均値の比較を行う場合についてご紹介しました．実態の把握の応用編と考えていただければよいかと思います．事象の割合は，カウントできるものが得られるような回答の選択肢を設定することは，前に述べたとおりです．次に，ある要因のありなしは，表 2-13(p. 38)で示しましたように，二値尺度や名義尺度のように，区切りのある変数で回答を得ることができるでしょう．また，前で述べたように，データを収集してから，少し加工することをいとわないのであれば，評定法や数値の記入であっても望む回答を得ることができると思います．平均値を求める場合ですが，これは，数値，すなわち数量尺度でないと計算ができません．しかし，この場合も，ある要因のありなしは，二値尺度や名義尺度のように，区切りのある変数で回答を得ることができるでしょう（表 3-8 のまとめもご覧ください）．

では，次にご自身の研究目的で必要となるデータのまとめ方に見合った，回答の選択肢候補を書き出してみましょう．

 **回答の選択肢候補**

表 3-8　割合・平均値の差の算出と回答の選択肢候補

| 算出するもの | 回答の選択肢候補 | |
|---|---|---|
| | 従属変数 | 独立変数 |
| 割合(%)の差 | 二項回答法 | 二項回答法 |
| | 多項回答法 | 多項回答法 |
| | (評定法) | (評定法) |
| | (数値の記入) | (数値の記入) |
| 平均値の差 | 評定法 | |
| | 数値の記入 | |

　最後に，研究目的が介入効果の検討の場合ですが，割合の比較を行う場合と平均値の比較を行う場合についてご紹介しました．基本的には，使用する解析手法に気をつけること以外は，要因の特定と同じと考えてください(表 3-8 のまとめをご覧ください)．

　では，次にご自身の研究目的で必要となるデータのまとめ方に見合った，回答の選択肢候補を書き出してみましょう．

**回答の選択肢候補**

## 3　回答の選択肢例

　ここでは，本章の **3.7** 質問文を作ろう(p. 74)で示しました，対象者の背景情報，行動面，身体面，心理面，社会面の情報のなかから，質問文例を選び，回答の選択肢例を示します．

　まず，対象者の背景情報についてみていきましょう．年齢についてですが，次に，2 つの例文とそれぞれに対応する回答の選択肢を示します．

**例 1**

Q．現在のあなたの年齢は？　　　(　　　　　)歳

**例 2**

Q．現在のあなたの年齢を次から選んでください．
　□ 19 歳以下　□ 20〜29 歳
　□ 30〜39 歳　□ 40〜49 歳
　□ 50〜59 歳　□ 60〜69 歳
　□ 70〜79 歳　□ 80 歳以上

　例1 の回答の選択肢の場合は，得られるデータが数量尺度となりますので，年齢の平均値を算出し，結果をまとめることができます．ただし，数量尺度は名義尺度にすることができるため，その場合には割合を算出することとなります．例2 の回答の選択肢の場合は，得られるデータが名義尺度になりますので，それぞれの年齢区分の割合を算出し，結果をまとめます．例2 には，8 つのカテゴリー区分がありますが，たとえば，40 歳未満と 40 歳以上の 2 つのカテゴリー区分に変換させることもできます．

　さらに，婚姻歴についてもみておきましょう．

---

**例 3**

Q. 現在のあなたの婚姻状況を次から 1 つだけ選んでください．　　□既婚　□独身

　　　　　　　　　　　　　　　　　　　　　　　　　　　　　　　　□離婚　□死別

---

　この回答の選択肢の場合は，得られるデータが名義尺度となりますので，割合を算出し，結果をまとめることができます．

　次に，医学的情報についてもみておきましょう．

---

**例 4**

Q. あなたが乳がん手術を受けたのはいつか教えてください．

昭和

平成　（　　　　　）年（　　　　　）月

令和

---

　この回答の選択肢の場合は，得られるデータは「年」と「月」の 2 つの数量尺度です．この 2 つの数値を用いて，どのようなことをするかというと，現在の年月から対象者が乳がん手術を受けた年月を引き算し，術後経過年数を求めたりします．また，現在の年齢から術後経過年数を引き算し，手術を受けたときの対象者の年齢を算出することが可能となります．このようにすると，術後経過年数の平均値や乳がん手術を受けた年齢の平均値を求めることができます．

　次に，対象者の行動面についてみていきましょう．

---

**例 5**

Q. あなたは，過去 1 週間の間に，クリームで手や腕の保湿をしましたか？

　　□はい　　　　　　□いいえ

　　「はい」と答えた方へ

Q1. 過去 1 週間の間に，どれぐらい行いましたか？

　　□ほぼ毎日　　　□2〜3 日に 1 回　　　□1 週間に 1 回

---

　まず，第1の質問で，過去1週間の間にクリームで手や腕の保湿をした人としなかった人とを分け，保湿の実施をしたと答えた人にだけ，追加の質問(枝分かれ質問)を行うような質問文の構成になっています．

　回答の選択肢ですが，第1の質問に対する回答の選択肢の場合は，得られるデータは二値尺度です．クリームで手や腕の保湿を行った人，あるいはその逆の割合を算出して，結果をまとめます．枝分かれ質問に対する回答の選択肢の場合は，得られるデータは名義尺度です．これも，ほぼ毎日保湿に努めた対象者の人数などを集計し，対象者全体での割合を算出し，結果をまとめます．

　身体面と心理面に関する情報ですが，本章の **3.7** 質問文を作ろう(p. 74)のなかで，第1章の質問紙の質問文をそのまま使用しています．したがって，どのような回答の選択肢を用いているかは，第1章を参照ください．

　最後に，社会面に関する情報をみておきましょう．

---

**例 6**

Q. 過去 1 か月の間に，私は夫から，食器洗いをやってもらった．
　　□そう思う　　□そう思わない

---

　この回答の選択肢の場合は，得られるデータは二値尺度ですから，割合を算出し，結果をまとめることになります．前記の例6 の回答の選択肢は，二値尺度ではなく，「そう思う」「少し思う」「あまりそう思わない」「全くそう思わない」などの評定法を使用することも可能です．例5 のような枝分かれ質問にせず，次のように，頻度に関する質問を並列にしてもよいでしょう．

---

Q. 過去 1 か月の間に，私は夫から，食器洗いをやってもらった．
　　□そう思う　□少し思う　□あまりそう思わない　□全くそう思わない

Q. 夫からの食器洗いは，過去 1 か月の間に，どれだけやってもらいましたか？
　　□ほぼ毎日　□ 1 週間に 1 回　□数週間に 1 回　□月に 1 回　□なし

---

　では，ご自身の質問文にあわせて，また，回答をどのようにまとめるかも考えながら，回答の選択肢を作成してみましょう．

---

✏️ **回答の選択肢**

---

　お疲れさまでした．これで，図3-1(p. 45)で示しました「⑩回答の選択肢の決定」まで終了しました．もう1度，教示文，質問文，回答の選択肢を並べてながめてみましょう．質問文でたずねていることと回答の選択肢の形に不一致はありませんか？たとえば「次から選んでください」とあるのに，選択式の回答形式ではなく，自由記載になっていませんか？　あるいは，回答の選択肢以外の回答が返されることを見越して，「その他(　　　　)」や「わからない」「どちらでもない」という回答の選択肢を用意していますか？　それらを用意しなくても大丈夫(無回答がない)と確信できていますか？　十分に確認してみてください．

　最後に，質問項目(質問文と回答の選択肢)をどのように，質問紙内に配置(レイアウト)するかを考えましょう．本書では，質問内容によって5つに分類をしましたが，分類に関係なく，質問項目が質問紙にちらばっているような並び方よりは，ある程度，分類ごとにまとまっているほうが，対象者が回答しやすいということがあります．一般的な法則を表3-9にまとめました．この法則に則って配置してみてください．表3-9の右側の欄は，皆さんのチェック用のスペースですので，ご活用ください．

　配置を試みた後，ご自身で質問文と質問文のつながりが悪い，時系列ではないので

表 3-9　質問項目の並べ方のポイントとチェックリスト

| 質問項目の並べ方のポイント | 実施の有無(記入式) |
|---|---|
| 対象者全員が答えられる簡単な質問から複雑な質問へ並べる | |
| 考えるような質問，たとえば「あなたはどう思いますか？」や「〜について教えてください」の質問は，最初にもってこない | |
| 思考の流れが自然になるように配慮する．過去から現在へと時系列で並べるとよい | |
| 背景情報に関する質問は，最後にもってくる | |
| ある質問によって，近くにある質問の回答が左右されることがないようにする | |

記憶をあちらこちら辿らないと回答できない，ある質問によって，その近くにある質問への回答が左右されてしまう（キャリーオーバー効果）などが感じられましたら，ご自身で順番を考えて修正してください．その後予備調査で，ほかの人がどのように回答をするか，自由記載質問を作成し，意見や感想を書いてもらってもよいでしょう．ほかの人から意見をもらうと，その分だけ精練されていきます．頑張ってよりよい質問紙の作成を引き続き行いましょう．

## 文　献

1) Ware JE, et al.：Overview of the SF-36 Health Survey and the International Quality of Life Assessment（IQOLA）project. J Clin Epidemiol 1998；51：903-912.
2) Buysse DJ, et al.：The Pittsburgh Sleep Quality Index: a new instrument for Psychiatric practice and research. Psychiatry Research 1989；28：193-213.
3) Tsuchiya M, et al.：Development of the Psycho-social Discomfort Scale（PsDS）: investigation of psychometric properties among Japanese breast cancer survivors. PsychoOncol 2012；21：161-167.
4) 福原俊一：リサーチ・クエスチョンの構造化．シリーズ臨床家のための臨床研究デザイン塾テキスト①リサーチ・クエスチョンの作り方─診療上の疑問を研究可能な形に．認定 NPO 法人健康医療評価研究機構（iHope），2008：59-89.
5) 鈴木淳子：質問の種類と順序．質問紙デザインの技法．ナカニシヤ出版，2011：131-146.
6) Aday LA, et al.：Formulating questions about demographics and behavior. In：Aday LA, et al.（eds）：Designing and Conducting Health Survey. A Comprehensive Guide. 3rd ed, John Willy & Sons, 2006：245-267.
7) Melzack R：The McGill Pain Questionnaire: major properties and scoring methods. Pain 1975；1：277-299.
8) Aday LA, et al.：Formulating questions about knowledge and attitudes. In：Aday LA, et al.（eds）：Designing and Conducting Health Survey. A Comprehensive Guide. 3rd ed, John Willy & Sons, 2006：268-287.
9) Tabachnick BG, et al.：Principal components and factor analysis. In：Using Multivariate Statistics. 5th ed, Pearson Education, 1996：607-675.
10) 土屋雅子：上肢リンパ浮腫身体的不快感尺度の開発─乳がん体験者における信頼性・妥当性の検討．健康心理学研究 2012；25：74-82.

## 参考文献

・鈴木淳子：予備調査質問紙デザインの技法．ナカニシヤ出版，2011：207-220.

# 第4章

# データをまとめよう

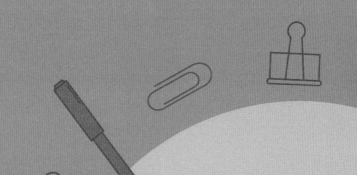

　本章では，質問紙調査を終え，収集したデータをどのように扱うのか，どのようにまとめるのか，そしてどのように表現するのかについて解説します．第3章の内容に沿って，Microsoft Excel 2021を使用してデータをまとめていきます．診断と治療社 HP（http://www.shindan.co.jp）の本書ページには，付録として本章で使用したサンプルデータがアップされていますので，それを使い一緒に操作をしてみましょう！

# 4.1 対象者の背景情報は必ずまとめよう〜記述統計

収集したデータのまとめ作業をするためには，Excel などの表計算ソフトに入力しておくと便利ですね．データを入力する前に，いくつか行うべき作業がありますので，簡単に説明します．

## 1 質問紙上の回答確認とコード化

まず質問紙に記入されている回答が，きちんと回答されているかどうか，1 ページ目からていねいにみていってください．回答の選択肢に○をつけてもらった場合に，どこに○がついているかわからないこともあるかと思います．その回答は未回答(欠損値)として扱いましょう．

次に，質問紙に使用されている回答の選択肢をコードに置き換える作業をします．第2章 **2.8** どのようにして回答の選択肢を作る？(p. 35)で説明しました，コード化です．ただし，すでに「1.　男性　　2.　女性　　3.　答えたくない」というように回答の選択肢に番号がついている場合には，コード化の作業は必要ありません．

付録のサンプルデータ①では，次のような作業を行いました．性別の男は 0，女は 1，答えたくないは 999 と置き換えました．年齢は，数量尺度でしたので，そのままにしました．婚姻歴は，独身は 0，既婚は 1，離婚は 2，死別は 3 と置き換えました．次に職業の有無ですが，職業なしは 0，職業ありは 1 と置き換え，学歴は，中学校卒は 0，高等学校卒は 1，専門学校・短期大学卒は 2，大学・大学院卒は 3 と置き換えました．変数名「睡眠時間(分)」，「身体 QOL」，「社会的開示」はいずれも数量尺度ですので，そのままにしました．未回答があった場合には「999」と入れることにしました．このような変換表をコード表とよびますが，コード表を作成し，何をどのように変換したのかをわかるようにしておくことも大事です(表 4-1 に付録データのコード表を示します)．

## 2 データ入力

表 4-1 のコードに従って Excel にデータを入力していきます．この際，注意すべきことは，個人のデータは縦方向(列)に，変数名は横方向(行)に入力していきます．付録のサンプルデータ①には，ID という変数がありますが，これは対象者の識別番号を示します．質問紙には番号が振ってありましたので，その番号を対象者の「ID」とみなしました．研究の目的が，介入効果の検討の場合には，「介入の有無」をデータとしておくことが大切になりますので，その変数も作成してみました(図4-1をご覧ください)．

ちなみに，データの読み方ですが，一人ひとりのデータは横方向に読んでいきます．

表 4-1 付録サンプルデータのコード表

| 変数 | 質問紙の回答 | コード |
|---|---|---|
| 性別 | 男 | 0 |
| | 女 | 1 |
| | 答えたくない | 999 |
| 年齢 | 数量尺度 | 変更なし |
| | 未回答 | 999 |
| 婚姻歴 | 独身 | 0 |
| | 既婚 | 1 |
| | 離婚 | 2 |
| | 死別 | 3 |
| | 未回答 | 999 |
| 職業 | なし | 0 |
| | あり | 1 |
| | 未回答 | 999 |
| 学歴 | 中卒 | 0 |
| | 高卒 | 1 |
| | 専門・短大卒 | 2 |
| | 大学・院卒 | 3 |
| | 未回答 | 999 |
| 睡眠時間(分) | 数量尺度 | 変更なし |
| | 未回答 | 999 |
| 身体 QOL | 数量尺度 | 変更なし |
| | 未回答 | 999 |
| 社会的開示 | 数量尺度 | 変更なし |
| | 未回答 | 999 |

Excel では未回答は 999 と入力し，別変数名で 999 を空欄にする

| | A | B | C | D | E | F | G | H | I | J |
|---|---|---|---|---|---|---|---|---|---|---|
| 1 | ID | 介入有無 | 性別 | 年齢 | 婚姻歴 | 職業の有無 | 学歴 | 睡眠時間_分 | 身体QOL | 社会的開示 |
| 2 | 1 | 0 | 0 | 30 | 0 | 0 | 3 | 422 | 70 | 15 |
| 3 | 2 | 0 | 0 | 50 | 1 | 1 | 3 | 450 | [illegible] | 20 |
| 4 | 3 | 0 | 1 | 32 | 0 | 1 | 3 | 430 | [illegible] | 14 |
| 5 | 4 | 0 | 0 | 37 | 0 | 1 | 3 | 355 | 65 | 13 |
| 6 | 5 | 0 | 1 | 45 | 1 | 1 | 3 | 400 | 60 | 22 |
| 7 | 6 | 0 | 1 | 58 | 1 | 1 | 3 | 480 | 60 | 23 |
| 8 | 7 | 0 | 1 | 60 | 1 | 1 | 1 | 455 | 55 | 25 |
| 9 | 8 | 0 | 0 | 34 | 0 | 1 | 3 | 468 | 65 | 22 |
| 10 | 9 | 0 | 1 | 50 | 1 | 0 | 1 | 350 | 55 | 20 |
| 11 | 10 | 0 | 0 | 55 | 1 | 1 | 3 | 332 | 55 | 14 |
| 12 | 11 | 0 | 1 | 65 | 1 | 0 | 3 | 358 | 50 | 19 |
| 13 | 12 | 0 | 0 | 54 | 1 | 1 | 3 | 430 | 50 | 25 |
| 14 | 13 | 0 | 1 | 53 | 1 | 0 | 1 | 445 | 65 | 20 |
| 15 | 14 | 0 | 1 | 45 | 0 | 1 | 1 | 450 | 65 | 22 |

対象者

変数名

図 4-1 Excel 入力例

たとえば，ID 番号 1 の対象者は，「介入＝なし，性別＝男性，年齢＝30 歳，婚姻歴＝独身，職業＝なし，学歴＝大学卒以上，睡眠時間＝422 分，身体 QOL 得点＝70 点，社会的開示得点＝15 点」となります．

サンプルデータ①には未回答はありませんが，臨床データで未回答が発生することは，ごく自然なことです．ですので，研究計画の段階で，未回答があったときの対処方法などを決めておくとよいでしょう．質問紙の記入日よりも時間が経っている場合

には実施できませんが，電話で未回答(欠損値)の確認をとることがあります(対象者にきちんと説明し，同意を得ることが大切です).

電話確認を実施しない場合に，どのように未回答を扱うのかは一定のルールを決めておいたほうがよいでしょう．よく使われる方法として，①未回答の部分をそのままにして，結果をまとめる，②明らかに未回答が多すぎる場合には，その変数は用いない，③未回答部分に平均値などを代入する，などがあげられます．標本数にもよりますが，未回答が全体の 5%未満であれば，結果には大きな影響は与えないといわれています[1)].

## 3 対象者の背景情報のまとめ方

データの確認と入力の仕方を理解したところで，対象者の背景情報についてまとめていきましょう．どのような背景をもった方が調査に参加してくれたのか気になるところですね．第3章 3.10 回答の選択肢を作ろう(p. 97)で，どのようにまとめていくのかをあらかじめ計画しました．それに沿って実施していきましょう．

### ❶ 人口統計学的データを確認する：二値尺度・名義尺度の場合(度数と割合)

サンプルデータ①の背景情報に関する変数は，「性別」「年齢」「婚姻歴」「職業の有無」「学歴」です．この 5 変数についてまとめたいと思います．性別ですが，「答えたくない」が 0 人のため，男性何人，女性何人，そして全体の 30 名に対しての割合をそれぞれ求めます．男性と女性のそれぞれの人数を求めたいときに，Excel では，［=COUNTIF(範囲指定，数値)］のコマンドを使用します．サンプルデータ①の場合，範囲指定は，性別のデータが入力されている C2 から C31 を指定します(Excel 上では，［C2：C31］と表記します)．数値の部分ですが，男性の数を求めるときには 0 を，女性の数を求めるときには 1 を用います．図 4-2 に結果を示します．図 4-2 では，まず，L 列 6 行目に「男」L 列 7 行目に「女」を入力しました．そして，M 列 6 行目に男性の，M 列 7 行目に女性の数を求めるコマンドを入力しました．

```
男性の人数　→　=COUNTIF(C2：C31,0)
女性の人数　→　=COUNTIF(C2：C31,1)
```

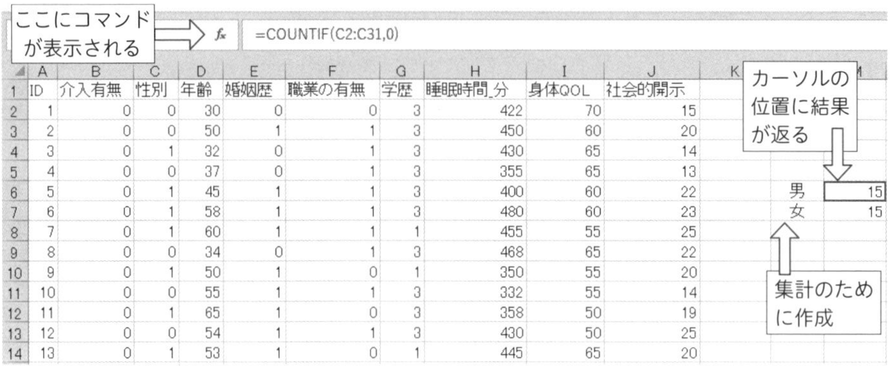


| | A | B | C | D | E | F | G | H | I | J | K | L | M |
|---|---|---|---|---|---|---|---|---|---|---|---|---|---|
| 1 | ID | 介入有無 | 性別 | 年齢 | 婚姻歴 | 職業の有無 | 学歴 | 睡眠時間_分 | 身体QOL | 社会的開示 | | | |
| 2 | 1 | 0 | 0 | 30 | 0 | 0 | 3 | 422 | 70 | 15 | | | |
| 3 | 2 | 0 | 0 | 50 | 1 | 1 | 3 | 450 | 60 | 20 | | | |
| 4 | 3 | 0 | 1 | 32 | 0 | 1 | 3 | 430 | 65 | 14 | | | |
| 5 | 4 | 0 | 0 | 37 | 0 | 1 | 3 | 355 | 65 | 13 | | | |
| 6 | 5 | 0 | 1 | 45 | 1 | 1 | 3 | 400 | 60 | 22 | | 男 | 15 |
| 7 | 6 | 0 | 1 | 58 | 1 | 1 | 3 | 480 | 60 | 23 | | 女 | 15 |
| 8 | 7 | 0 | 1 | 60 | 1 | 1 | 1 | 455 | 55 | 25 | | | |
| 9 | 8 | 0 | 0 | 34 | 0 | 1 | 3 | 468 | 65 | 22 | | | |
| 10 | 9 | 0 | 1 | 50 | 1 | 0 | 1 | 350 | 55 | 20 | | | |
| 11 | 10 | 0 | 0 | 55 | 1 | 1 | 3 | 332 | 55 | 14 | | | |
| 12 | 11 | 0 | 1 | 65 | 1 | 0 | 3 | 358 | 50 | 19 | | | |
| 13 | 12 | 0 | 0 | 54 | 1 | 1 | 3 | 430 | 50 | 25 | | | |
| 14 | 13 | 0 | 1 | 53 | 1 | 0 | 1 | 445 | 65 | 20 | | | |

図 4-2　Excel での結果：男女の人数

次に，男性，女性が占める割合の求め方ですが，男女の合計を求めておきましょう（この例ですと，暗算でできてしまいますね）．M 列 6 行目の男性の人数［15］と M 列 7 行目の女性の人数［15］の両方を選択し，Excel のホームタブを開き，右のほうにある［Σ］あるいは［Σ オート sum］マークをクリックします（図 4-2 の［*fx*］右の数式バーにコマンドを手入力する場合には，［＝SUM(M6：M7)］となります）．そうしますと，M 列 8 行目に［30］と追加されます．この全体の数に対して，男性と女性の割合を求めますから，除算の式［15/30］を用いて，Excel に計算をしてもらいます（Excel では，男性の割合を求める場合には［＝M6/M8］と入力します）．図 4-3 に結果を示します．

N 列 6 行目に，0.5 と表示されていますね．男性の割合ですから，100 倍して，全標本の 50％ということになります．女性の割合も同じようにして求めます．

「婚姻歴」「職業の有無」「学歴」ですが，職業の有無は二値尺度ですので，前記で説明した方法で，集計することができます．「婚姻歴」と「学歴」は名義尺度ですので，各レベルの人数を求めるのに［＝COUNTIF……］という操作を何回も繰り返さなくてはならなくなります．そこで，［ピボットテーブル］機能を用いた方法をご紹介したいと思います．「学歴」についてみていきましょう．

Excel の［挿入］タブをクリックすると［ピボットテーブル］があります．これを選択し，［テーブルまたは範囲からのピボットテーブル］タブをクリックします．［表または範囲の選択］で，「学歴」が入力されている［G1：G31］を指定します（変数名も指定しましょう）．次に，［ピボットテーブルを配置する場所を選択してください］で［既存のワークシート］を選択し，好きなセルを指定します．私は［L16］を選びました．［OK］をクリックすると，［ピボットテーブルフィールドリスト］が現れます．［学歴］にチェックを入れ，［行］フィールドにドラッグします．［Σ 値］は，学歴をドラッグした後，［数値の個数］すなわち，個数のカウントを行うように変更します（［合計／数値］となっている場合は，それをクリックし，［値フィールドの設定］を選び，［選択したフィールドのデータ］から［数値の個数］を選択する）．以上のような操作をすると，自動的に図 4-4 の表が作成されます．

**❷ 記述統計量をみる：数量尺度の場合（平均値，範囲，標準偏差）**

サンプルデータ①の数量尺度についてみていきましょう．変数の「年齢」ですが，第3章 **3.10**（p. 97）では平均年齢を算出したいと考えていました．平均年齢，すなわち平均値は，年齢分布の中心を把握するのに便利な値です．平均値を求めたいときに，

図 4-3　Excel での結果：男性（割合）

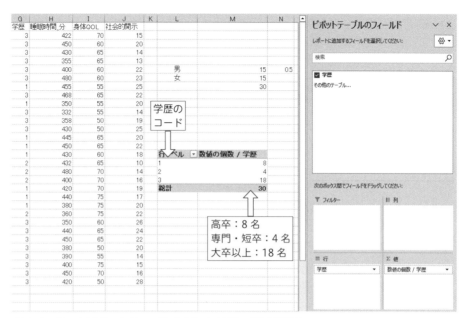

図 4-4　Excel ピボットテーブルを用いた結果：学歴（度数）

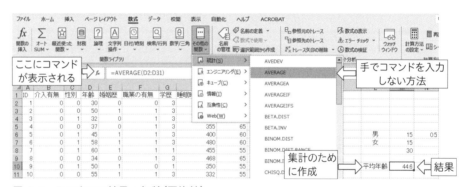

図 4-5　Excel での結果：年齢（平均値）

Excel では，［＝AVERAGE（範囲指定）］のコマンドを使用します．サンプルデータ①の場合，まず，L 列 10 行目に「平均年齢」を入力しました．範囲指定は，年齢のデータが入力されている D2 から D31 を指定します．Excel 上では［D2：D31］と表記します（Excel の［数式］タブ→［その他の関数］→［統計］→［AVERAGE］を選択して，範囲指定する方法もあります）．図 4-5 に，結果を示します．

　次に，何歳から何歳までの人が調査に参加されたのかといった「ばらつき」を示す「範囲」を調べておくことも重要です．みなさんが設定した対象者の適格基準や除外基準に見合った人が対象者となっているのかを確認するのにも役立ちます．さらに，ばらつきを示す統計量である「標準偏差」についても調べておきたいと思います．平均値を表すときには，ばらつきを示す標準偏差をセットで表示するためです．

　まず，ばらつきを示す最大値と最小値ですが，Excel では，最大値を［＝MAX（範囲指定）］，最小値を［＝MIN（範囲指定）］のコマンドで求めます．サンプルデータ①の場

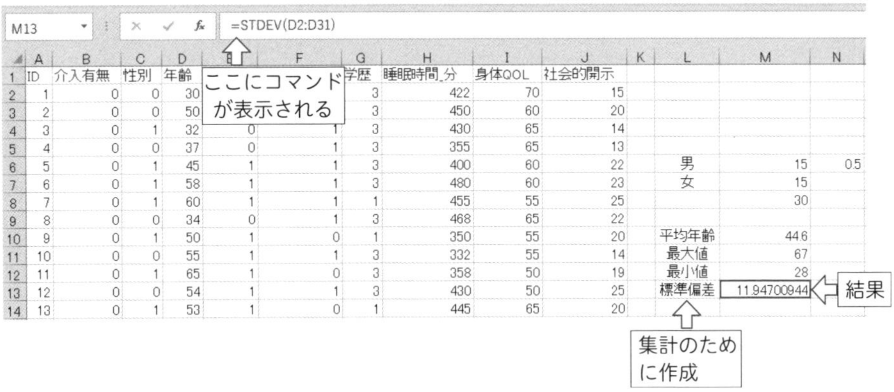

図 4-6　Excel での結果：年齢（範囲と標準偏差）

合，まず L 列 11 行〜L 列 12 行にそれぞれ「最大値」「最小値」を入力しました．範囲
指定は，年齢のデータが入力されている D2 から D31 を指定します（Excel 上では，
［D2：D31］と表記します）．

| 最大値 | → | ＝MAX（D2：D31） |
| 最小値 | → | ＝MIN（D2：D31） |

　最後に，標準偏差を求めましょう．Excel では，［＝STDEV（範囲指定）］のコマンド
を使用します[※]．サンプルデータ①の場合，まず，L 列 13 行に標準偏差を入力しまし
た．範囲指定は年齢のデータが入力されている D2 から D31 を指定します（Excel 上で
は，D2：D31 と表記します）．図 4-6 に，範囲と標準偏差の結果を示します．

| 標準偏差 | → | ＝STDEV（D2：D31） |

　さて，これまでは関数とよばれるコマンドを使用して，作業を一つひとつ行ってき
ましたが，みなさんの Excel の［データ］タブに［データ分析］という機能が表示され
ていれば，これから説明する操作を行ってみましょう．［データ分析］機能が表示され
ていなければ，［ファイル］タブから［その他］→［オプション］→［アドイン］→［分
析ツール］を選択し，［設定］をクリックします．［有効なアドイン］で［分析ツール］
にチェックを入れ［OK］をクリックします．［データ］タブに［データ分析］という
表示は出ましたか？　この機能を使用すると，とても簡単に記述統計を行うことがで
きます．
　早速，年齢についてみていきましょう．［データ分析］→［基本統計量］を選び［OK］

---

[※]多くの書籍で，標準偏差を求める Excel のコマンドは，STDEVP となっていますが，これは標本自
体の標準偏差を求めています．標本から推定される母集団の標準偏差を求めるコマンドは，STDEV
（STDEV.S）ですので，本書ではこちらを使用しています．なお，SPSS ver. 29 を用いて算出した標
準偏差は STDEV コマンドによる結果と同じでした．

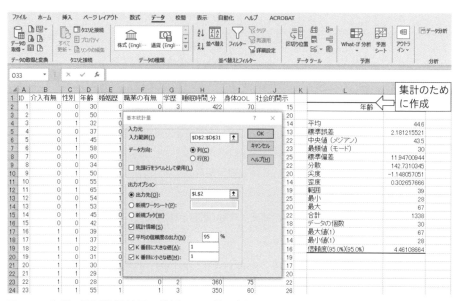

図 4-7　年齢の記述統計結果：分析ツール使用例

をクリックします. 入力範囲に, 年齢が入力されている D2〜D31 を指定して,［出力オプション］の出力先で, 好きなセルを選びます. 私は［L2］を選びました. 出力したい項目にチェックをつけ,［OK］をクリックすると, 表が表示されます. 図 4-7 に結果を示します(出力できるすべての項目にチェックをつけた例です). 今まで一つひとつ作業をして得られた結果と同じ値が出力されていますね.

# 4.2 単一項目と複数項目のまとめ方の違いを理解しよう

ここでは，背景情報以外の単一項目と複数項目のまとめ方の違いについて説明したいと思います．サンプルデータ②では，「睡眠時間」が単一項目，「身体QOL」と「社会的開示」が複数項目です．第3章 3.8 質問文の数を決定しよう（p. 88）で，1つの操作的定義のなかに，複数の質問文が含まれている場合でも，概念よりも質問文の内容を重視したい場合には，単一項目として扱ってもよいと述べました．そのことについても，触れていきたいと思います（ただし，既存の尺度は，計算方法が決まっていますので，あくまでご自身が作成した質問紙でのお話になります）．

## 1 単一項目

### ❶ 記述統計量をみる：数量尺度の場合（平均値，範囲，標準偏差）

背景情報のまとめ方で述べた方法で，多くの単一項目はまとめることができると思います．サンプルデータ②の「睡眠時間」は，数量尺度ですね．4.1 3 ❷記述統計量をみる：数量尺度の場合（平均値，範囲，標準偏差）（p. 111）では，平均値，範囲，標準偏差を求めました．ここでご紹介したExcelのコマンドをみながら，睡眠時間の平均値，範囲，標準偏差を求めてみましょう．図4-8のような結果が得られましたか？

| | | |
|---|---|---|
| 平均値 | → | ＝AVERAGE（I2：I31） |
| 最大値 | → | ＝MAX（I2：I31） |
| 最小値 | → | ＝MIN（I2：I31） |
| 標準偏差 | → | ＝STDEV（I2：I31） |

次に，評価尺度の場合をみておきたいと思います．「社会的開示」を例として取り上げます．第1章のPsDS（p. 6）で示しましたように，社会的開示の回答の選択肢は5件法のリッカートスケールを使用しています．厳密にいえば，このリッカートスケールは

=STDEV(I2:I31)

| G | H | I | J | K | U | V | W |
|---|---|---|---|---|---|---|---|
| の有無 | 学歴 | 睡眠時間_分 | 身体QOL | 社会的開示 | | | |
| 0 | 3 | 422 | 70 | 15 | | 平均睡眠時間（分） | 414.9 |
| 1 | 3 | 450 | 60 | 20 | | 最大値 | 480 |
| 1 | 3 | 430 | 65 | 14 | | 最小値 | 332 |
| 1 | 3 | 355 | 65 | 13 | | 標準偏差 | 41.49561672 |
| 1 | 3 | 400 | 60 | 22 | | | |
| 1 | 3 | 480 | 60 | 23 | | | |

図4-8　Excelでの結果：睡眠時間（平均値，範囲，標準偏差）

名義尺度ですので，度数と割合をみていくのが正しい方法です．PsDS は，同じ調査で使用した別の尺度とあわせるために，1〜5 の数字を振りました．このような場合，そして 5 件法以上の場合には，数量尺度として扱うこともあります[2]．いずれの場合も，**4.1** 対象者の背景情報は必ずまとめよう（p. 108）で紹介した方法で十分まとめることができますね．Excel のコマンドをみながら，社会的開示の Q1 に対する回答の度数と割合，平均値，範囲，標準偏差を求めてみましょう．図 4-9 のような結果が得られましたか？

# 2 複数項目

1 つの操作的定義に，複数の項目が含まれている場合，作成者は尺度を作成することを意図しているといえるでしょう．しかし，みなさんが考えた操作的定義どおり，すなわち仮説どおりに，対象者が回答するとは限りません．ですので，複数項目を作成したからといって，何の検証もなしに，それらの項目の得点を加算して，尺度得点としてはいけません．

「尺度」として成立するためには，信頼性と妥当性の検討が必要であることを，第2章 **2.7** どのようにして質問文の数を決定する？（p. 32）で簡単に触れました．まず，どの質問項目がどの質問項目とグループになるかといった構造を確認する因子分析とよばれる統計解析を行います（付録のサンプルデータ②は 30 名と少なめですが，［ストレス_Q1］〜［ストレス_Q5］の 5 つの変数を使って，因子分析にトライしてみてもよいでしょう）．そして，1 つのグループに含まれる質問項目が同じ方向を向いているかを確認する内的整合性をみます．ほかに似たような概念の尺度，あるいは概念的に異なる尺度を使用して，新たに作成した尺度との相関関係を確認するという作業を行います（どのようにして信頼性と妥当性の検討を行うのかといった詳細は，本書の内容を超えますので，参考文献に譲りたいと思います）．

このような手順を踏んで作成された尺度は，下位尺度ごとに得点を算出することができます．また，すべての下位尺度の得点を加算して，総合得点を作成することも可能です．

## ❶ データ変換：逆転項目の処理

社会的開示の例をあげて，計算方法をみておきましょう．第3章 **3.6** **4** 対象者の心理面について（p. 72）でご紹介しましたように「社会的開示」下位尺度は，全部で 5 項目から構成されています．回答の選択肢は「1．とてもそう思う〜5．全くそう思わない」のリッカートスケール（5 件法）を用いています．以下の 5 つの質問文を，一度よくみ

| G | H | I | J | K | L | U | V | W | X | Y |
|---|---|---|---|---|---|---|---|---|---|---|
| 職業の有無 | 学歴 | 睡眠時間_分 | 身体QOL | 社会的開示 | 社会的開示_Q1 | | 社会的開示_Q1 | 度数 | 割合 | 割合(%) |
| 0 | 3 | 422 | 70 | 15 | 4 | | 行ラベル ▼ | 数値の個数 / 社会的開示_Q1 | | |
| 1 | 3 | 450 | 60 | 20 | 1 | | 1 | 2 | 0.066666667 | 6.7 |
| 1 | 3 | 430 | 65 | 14 | 3 | | 2 | 6 | 0.200000000 | 20 |
| 1 | 3 | 355 | 65 | 13 | 5 | | 3 | 10 | 0.333333333 | 33.3 |
| 1 | 3 | 400 | 60 | 22 | 2 | | 4 | 6 | 0.200000000 | 20 |
| 1 | 3 | 480 | 60 | 23 | 3 | | 5 | 6 | 0.200000000 | 20 |
| 1 | 1 | 455 | 55 | 25 | 3 | | 総計 | 30 | | |
| 1 | 3 | 468 | 65 | 22 | 4 | | | | | |
| 0 | 3 | 350 | 55 | 20 | 4 | | | | 平均得点 | 3.266666667 |
| 1 | 3 | 332 | 55 | 14 | 2 | | | | 最大値 | 5 |
| 0 | 3 | 358 | 50 | 19 | 2 | | | | 最小値 | 1 |
| 1 | 3 | 430 | 50 | 25 | 5 | | | | 標準偏差 | 1.20153159 |
| 1 | 3 | 445 | 65 | 20 | 5 | | | | | |

図 4-9　Excel での結果：社会的開示_Q1〔度数，割合（%），平均値，範囲，標準偏差〕

ておきましょう.

Q4. 自分の家族以外の人に，自分の乳がんについて明かすことは怖い.

Q7. 人に自分の乳がんについて明かすことは気分的に楽だ.

Q17. 人から，自分の乳がんについて聞かれると困惑する.

Q20. 誰にでも，自分の弱みをみせることができる.

Q24. 人から，自分の乳がんについて聞かれると憤りを覚える.

PsDS は，得点が高いほど，心理社会的不快感が強いことを示しています．ですので，高い得点，すなわち，「5. 全くそう思わない」という回答が常に不快感，あるいはネガティブな感情を示さなくてはなりません．Q4 をみてください．「……自分の乳がんについて明かすことは怖い」に対する回答が，「5. 全くそう思わない」であった場合，その回答は，不快感を示してはいません．このような場合には(逆転項目といいます)，回答の選択肢の「1. とてもそう思う〜5. 全くそう思わない」を逆にして，「1. 全くそう思わない〜5. とてもそう思う」と置き換えることが必要となってきます．Q17 と Q24 も同様ですので，置き換え作業を行います(先ほどご紹介した因子分析を行うと，どの質問文が逆転項目なのかを示してくれます)．変数を新たに作り直す場合には，上書きをせずに，新たに変数を作成してください．上書きしてしまうと，変換ミスを発見することがむずかしくなります．サンプルデータ②では，[R_社会的開示_Q4] を新たに作成しました.

では，サンプルデータ②を利用して，[社会的開示_Q4] 逆転項目を作成してみましょう．置き換えるコードは，「1→5, 2→4, 3→3, 4→2, 5→1」となります．Excel 上では，[=該当セル番号−(該当セル番号−n 件法の中心の数)*2] のコマンドで計算ができます．図 4-10 では，該当セル番号は，[L2]，5 件法の中心の数は「3」となります(7 件法だと「4」ですね)．M2 に返された値が正しいことを確認して(4→2 に変換)，M2 のセルをコピーし，M31 までペーストします．図 4-10 のような結果が得られましたか？

| | D | E | F | G | H | I | J | K | L | M |
|---|---|---|---|---|---|---|---|---|---|---|
| | 年齢 | 年齢_2区分(40) | 婚姻歴 | 職業の有無 | 学歴 | 睡眠時間_分 | 身体QOL | 社会的開示 | 社会的開示_Q4 | R_社会的開示_Q4 |
| 2 | 30 | 0 | 0 | 0 | 3 | 422 | 70 | 15 | 4 | 2 |
| 3 | 50 | 1 | 1 | 1 | 3 | 450 | 60 | 20 | 3 | 3 |
| 4 | 32 | 0 | 0 | 1 | 3 | 430 | 65 | 14 | 1 | 5 |
| 5 | 37 | 0 | 0 | 1 | 3 | 355 | 65 | 13 | 3 | 3 |
| 6 | 45 | 1 | 1 | 1 | 3 | 400 | 60 | 22 | 5 | 1 |
| 7 | 58 | 1 | 1 | 1 | 3 | 480 | 60 | 23 | 2 | 4 |
| 8 | 60 | 1 | 1 | 1 | 1 | 455 | 55 | 25 | 1 | 5 |
| 9 | 34 | 0 | 0 | 1 | 3 | 468 | 65 | 22 | 5 | 1 |
| 10 | 50 | 1 | 1 | 0 | 1 | 350 | 55 | 20 | 3 | 3 |
| 11 | 55 | 1 | 1 | 1 | 3 | 332 | 55 | 14 | 3 | 3 |
| 12 | 65 | 1 | 1 | 0 | 3 | 358 | 50 | 19 | 2 | 4 |
| 13 | 54 | 1 | 1 | 1 | 3 | 430 | 50 | 25 | 5 | 1 |
| 14 | 53 | 1 | 1 | 0 | 1 | 445 | 65 | 20 | 3 | 3 |
| 15 | 45 | 1 | 0 | 1 | 1 | 450 | 65 | 22 | 3 | 3 |
| 16 | 42 | 1 | 1 | 0 | 3 | 430 | 60 | 18 | 2 | 4 |

M2　=L2-(L2-3)*2

図 4-10　Excel での結果：逆転項目の処理の仕方
ダウンロードのサンプルデータ②とは列番号が異なります

$$= L2 - (L2 - 3)*2$$

　前記の作業を，Q17，Q24 に対しても同様に行います．そして，社会的開示下位尺度得点は，5 項目の得点を合算することとしましたので，それぞれの得点（得点を逆にした項目は，逆転得点）を加算すれば，社会的開示下位尺度得点を得ることができます（※サンプルデータ②上は，5 項目の各得点は示していないため，総合得点を求めることはできません）．

---

**Column 8**

● Cronbach の α 係数を知っていますか？

　**Column 6** 尺度の信頼性とは？（p. 34）で簡単に触れました「内的整合性」の検証方法である Cronbach の α 係数について詳しくご紹介します．

　Cronbach の α 係数は，尺度の信頼性を評価する指標の 1 つであり，回答の選択肢が 5 件法や 7 件法の場合に用いられます．ちなみに，「はい・いいえ」に代表される 2 値回答では，Kuder-Richardson Coefficient（KR-20）が用いられます．Cronbach の α 係数を求めることにより，（下位）尺度に含まれる複数の質問項目の概念が類似しているかどうか（均質性）を調べることができます．ただし，新しく開発した尺度において，Cronbach の α 係数のみを単独で調べることはありません．Cronbach の α 係数だけでは，尺度の妥当性の評価は行えないからです〔尺度の妥当性については **Column 9** 尺度の妥当性って何？（p. 119）をご参照ください〕．

　Cronbach の α 係数は 0〜1 までの範囲内の値をとります．絶対値ではありませんが，（下位）尺度における α 係数が 0.70 以上であると，当該対象者（標本）において，内的整合性が一定程度担保されたとみなします．この α 係数 0.70 以上が意味するところは，α 係数が 0.70 以上ある（下位）尺度内の質問項目（＝概念的に均質であると思われる質問項目）に対して，対象者は同じように回答をする傾向にあることを示しています．逆に，その（下位）尺度における α 係数が 0.70 未満の値（特にそれよりもずっと低い値）である場合には，対象者はその（下位）尺度内の質問項目に対してバラバラな回答をする傾向にあることを示します．しかし，Cronbach の α 係数の弱点として，（下位）尺度内の質問項目数が増えると，質問項目間の類似性が低くとも，α 係数が大きくなる傾向にあることがあげられます．したがって，特に（下位）尺度内の質問項目数が多い場合には，単純に α 係数が 0.70 以上であるか否かで内的整合性が担保されたと喜ばずに，（下位）尺度内の質問項目ごとに吟味することが大切です．

　質問項目ごとの吟味方法の 1 つとして，各項目と（下位）尺度総合得点との相関係数を確認するとよいでしょう〔これを項目テスト相関（I-T 相関）といいます〕．この相関係数が小さい場合には，その項目は（下位）尺度内の他の項目よりも類似性が低いと解釈することができます．加えて，当該項目を削除した場合の Cronbach の α 係数の変化の程度や各項目の平均値のばらつきなども確認してみるとよいでしょう．

Column 9

● 尺度の妥当性って何？

Column 6 尺度の信頼性とは？(p. 34)の冒頭において，古典的テスト理論に基づく尺度開発がいまだ主流であると述べました．このコラムでも，古典的テスト理論における尺度の妥当性についてご紹介していきます．

心理学が扱うことが多い，目に見えないもの(概念)の測定には，妥当性の担保が欠かせません．医療分野においても，たとえば「自己効力感」「共感」「バーンアウト」「QOL」といった概念を扱うことがあると思いますので，尺度開発における妥当性の検証はやはり重要となります．

尺度の妥当性を検証する方法として，次の3つ，「内容的妥当性」「基準関連妥当性」「構成概念妥当性」についてご紹介します．内容的妥当性は，ある概念を測定するために必要な質問項目が適切に含まれているかどうかを示します．質問項目を作成するために，研究者の多くは既存理論を元にその概念を操作的に定義づけますが，統計学的に，必要な質問項目がすべて含まれているかを検証することはできません．内容的妥当性の検証は，質問項目の作成にかかわっていない当該分野の専門家に質問項目をレビューしてもらい，質問項目の網羅性を確認します．

次に基準関連妥当性は，「併存的妥当性」「予測的妥当性」に区分されます．併存的妥当性は，ある概念を測定する新たに開発された尺度と既存尺度との類似性を統計学的に示します．この場合に使用する既存尺度は，標準化されている尺度を用います．併存的妥当性は，たとえば標準化されている既存尺度の使用に時間や費用を要するため，より簡便で経済的な新たな尺度を開発したい場合に検証されます．予測的妥当性は，ある得点が将来を予測できるかを示します．その検証方法として，たとえば，ある学生の入試の点数が，卒業時の成績を予測できるかどうかを統計学的に確認します．

構成概念妥当性は，新たに尺度を開発した研究者の理論(仮説)が推定されるかを統計学的に示します．その検証方法にはいろいろな方法がありますが，「収束的妥当性(convergent validity)」と「弁別的妥当性(discriminant validity)」についてみていきたいと思います．収束的妥当性は，新しく開発した尺度の概念に関連している変数や既存尺度との類似性を示します．あまりにも既存尺度との相関係数が高い場合には，測定している概念もほぼ同一という解釈が成り立つため，新たに開発した尺度の存在意義が問われる可能性があります．一方，弁別的妥当性は，新しく開発した尺度の概念に関連していないと思われる既存尺度を用いて異質性を示します．新しく開発した尺度の存在意義を示すには，弁別的妥当性を示すことが大切といわれています．

第4章

# 4.3 研究目的別にまとめ方をみてみよう

　ここでは，3つの研究目的(実態の把握，要因の特定，介入効果の検討)に沿って，データのまとめ方をみていきましょう．第3章 **3.2** 調査の枠組みを決めよう(p. 47)で設定しました PE(I)CO や回答の選択肢であらかじめ決めておいたまとめ方を実施します．**4.1** 対象者の背景情報は必ずまとめよう(p. 108)の背景情報のまとめ方でご紹介した方法も使いながら，Excel での統計解析の方法を説明していきたいと思います．

## 1 実態の把握

### ❶ データの分布をみる

　**4.2** 単一項目と複数項目のまとめ方の違いを理解しよう(p. 115)のなかで，過去1か月の間に平均何時間くらい睡眠時間をとっているかをまとめました．実態の把握を目的として，対象者全体(30名)の平均睡眠時間，最低値と最高値，標準偏差を求めることもできますし，背景情報別の平均睡眠時間，最低値と最高値，標準偏差を求めることもできます．ここでは，対象者の年齢に注目して，データをまとめてみたいと思います．

　まず，対象者の年齢は，数量尺度です．図4-6(p. 113)にありますように，年齢の最小値は28歳，最大値は67歳ですから，20代，30代，40代，50代，60代の対象者は何名ずついるのかをみてから区分を考えたいと思います．先ほどご紹介しました，ピボットテーブルを使用して得られた結果を，図4-11に示します．

### ❷ 群別の記述統計量をみる(数量尺度：平均値，範囲，標準偏差)

　20代は2人と少ないので，30代と一緒にし，40〜60代すべてを一緒にして，2つに分けてみることにしました．40歳未満は0，40歳以上は1のコードをもつ変数を新たに作り直す必要がありますね(E列に[年齢_2区分(40)]という名前の新しい変数を追加しました)．Excel では次のコマンド [＝IF(D2<40,0,1)] を使用します．サンプルデータ②の D2 は30歳ですから，新しいコードは0になりますね．上記のコマンドで上手く作動することを確認したら，後は，E2 のセルをコピーし，E31 までペーストします．これでカテゴリー分けは終了です．図4-12に結果を示します．このような作業をした場合には，必ず区分が正しいか，すなわち，各々の人数が正しいかを確認してから，次の作業に進んでください．

```
= IF(D2<40,0,1)
```

　条件付けの IF を入れながら AVERAGE を用いて，年齢群別の平均睡眠時間，範囲，

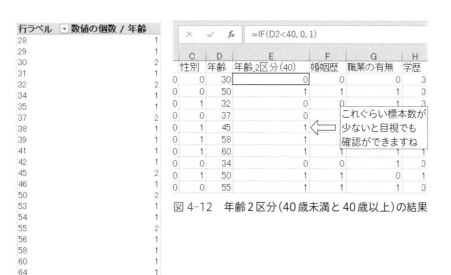

| 行ラベル ▼ | 数値の個数 / 年齢 |
|---|---|
| 28 | 1 |
| 29 | 1 |
| 30 | 2 |
| 31 | 1 |
| 32 | 2 |
| 34 | 1 |
| 35 | 1 |
| 37 | 2 |
| 38 | 1 |
| 39 | 1 |
| 41 | 1 |
| 42 | 1 |
| 45 | 2 |
| 46 | 1 |
| 50 | 2 |
| 53 | 1 |
| 54 | 1 |
| 55 | 2 |
| 56 | 1 |
| 58 | 1 |
| 60 | 1 |
| 64 | 1 |
| 65 | 1 |
| 67 | 1 |
| 総計 | 30 |

図 4-11　年齢の分布

fx　=IF(D2<40, 0, 1)

| | C 性別 | D 年齢 | E 年齢_2区分(40) | F 婚姻歴 | G 職業の有無 | H 学歴 |
|---|---|---|---|---|---|---|
| | 0 | 0 | 30 | 0 | 0 | 0 | 3 |
| | 0 | 0 | 50 | 1 | 1 | 1 | 3 |
| | 0 | 1 | 32 | 0 | 1 | 0 | 3 |
| | 0 | 0 | 37 | 0 | | | |
| | 0 | 1 | 45 | 1 | | | |
| | 0 | 1 | 58 | 1 | | | |
| | 0 | 1 | 60 | 1 | | | |
| | 0 | 0 | 34 | 0 | 0 | 1 | 3 |
| | 0 | 0 | 50 | 1 | 1 | 1 | 1 |
| | 0 | 0 | 55 | 1 | 1 | 1 | 3 |

これぐらい標本数が少ないと目視でも確認ができますね

図 4-12　年齢2区分（40歳未満と40歳以上）の結果

標準偏差を求める方法もありますが，今回はもっと簡単な［並べ替え］機能を使ってみましょう．まず，サンプルデータ②の A1 から T31 までを選択します（データが入っている部分すべてです）．そして，［データ］→［並べ替え］を選択します．［最優先されるキー］には［年齢_2区分(40)］を，［並べ替えのキー］には［セルの値］を入れて，［OK］をクリックします．これで並べ替えが終了しました．次に，**4.1** でご紹介した分析ツールを使用して，年齢群別の平均睡眠時間，範囲，標準偏差を求めましょう．ちなみに，関数を使用する場合，次のコマンドになります．図 4-13 に，分析ツールを用いた結果を示します．

| 40 歳未満 | 平均睡眠時間 | → | = AVERAGE(I2 : I14) |
|---|---|---|---|
| | 最大値 | → | = MAX(I2 : I14) |
| | 最小値 | → | = MIN(I2 : I14) |
| | 標準偏差 | → | = STDEV(I2 : I14) |
| 40 歳以上 | 平均睡眠時間 | → | = AVERAGE(I15 : I31) |
| | 最大値 | → | = MAX(I15 : I31) |
| | 最小値 | → | = MIN(I15 : I31) |
| | 標準偏差 | → | = STDEV(I15 : I31) |

40 歳未満群の平均睡眠時間は 418.2 分，40 歳以上群の平均睡眠時間が 412.4 分で，40 歳未満群のほうが約 6 分，睡眠時間が長いことがわかります．そして，両群ともに最も長い睡眠時間は 480 分でしたが，最も短い睡眠時間は，40 歳未満群は 355 分，40 歳以上群は 332 分で，40 歳以上群のほうに約 23 分睡眠時間が短い人がいたことがわ

| 40歳未満 | | 40歳以上 | |
|---|---|---|---|
| 平均 | 418.2307692 | 平均 | 412.3529412 |
| 標準誤差 | 10.6326504 | 標準誤差 | 10.85395739 |
| 中央値（メジアン） | 422 | 中央値（メジアン） | 430 |
| 最頻値（モード） | 400 | 最頻値（モード） | 450 |
| 標準偏差 | 38.3365662 | 標準偏差 | 44.75201277 |
| 分散 | 1469.692308 | 分散 | 2002.742647 |
| 尖度 | -0.618720296 | 尖度 | -1.063993465 |
| 歪度 | -0.196849085 | 歪度 | -0.47148075 |
| 範囲 | 125 | 範囲 | 148 |
| 最小 | 355 | 最小 | 332 |
| 最大 | 480 | 最大 | 480 |
| 合計 | 5437 | 合計 | 7010 |
| データの個数 | 13 | データの個数 | 17 |
| 最大値(1) | 480 | 最大値(1) | 480 |
| 最小値(1) | 355 | 最小値(1) | 332 |
| 信頼度(95.0%)(95.0%) | 23.1665551 | 信頼度(95.0%)(95.0%) | 23.00936179 |

（集計のために作成）

図 4-13　年齢別の睡眠時間に関する記述統計結果

かりました．標準偏差の値（40歳未満群は 38.3，40 歳以上群は 44.8）から，40 歳以上のほうが，ばらつきが大きいということがわかります．

## 2 要因の特定

研究目的が，要因の特定の場合に移りましょう．ここでは，アウトカムが数量尺度で要因が二値尺度の場合に用いる $t$ 検定と，アウトカムと要因のいずれも二値尺度の場合に用いるカイ 2 乗検定について説明します．

### ❶ 仮説検定①：$t$ 検定

ここでの仮説は，仕事をしている人としていない人とでは，仕事をしている人のほうが，過去 1 か月間の平均睡眠時間が少ないのではないかです．これを統計学の世界での表現にすると，次のようになります．

$H_0$：仕事をしている人としていない人では，過去 1 か月間の平均睡眠時間は同じである．

$H_1$：仕事をしている人としていない人では，過去 1 か月間の平均睡眠時間は同じではない．

$H_0$は帰無仮説（null hypotheses），$H_1$は対立仮説（alternative hypotheses）です．統計学的検定とは，$H_0$を棄却し，$H_1$を採択できるかどうかを客観的に調べることですので，第 1 の仮説は，2 群間（私の例の場合は，職業の有無）に統計学的な差が認められないということになります．サンプルデータ②では，職業の有無は二値尺度，睡眠時間は数量尺度ですので，正規性の確認がとれれば，$t$ 検定を行うことになります（第2章p. 40，図 2-10 のフローチャートをご参照ください）．

### ⓐ データの分布を確認する

まず，正規性の確認ですが，睡眠時間の分布を視覚的にみるために，ヒストグラムを作成しましょう．睡眠時間を 50 分刻みに分け，度数を求めてみます（新たに変数を

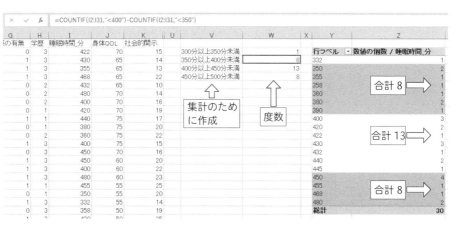

図 4-14　睡眠時間の度数とピボットテーブルの結果

作成した場合には，必ず数が正しいか確認します．ピボットテーブルを使って，みてみましょう）．サンプルデータ②に沿った Excel のコマンドは次のとおりです．図 4-14 に結果を示します．

---

300 分以上 350 分未満　→　＝COUNTIF(I2：I31,"＜350")

350 分以上 400 分未満　→　＝COUNTIF(I2：I31,"＜400")
　　　　　　　　　　　　　　－COUNTIF(I2：I31,"＜350")

400 分以上 450 分未満　→　＝COUNTIF(I2：I31,"＜450")
　　　　　　　　　　　　　　－COUNTIF(I2：I31,"＜400")

450 分以上 500 分未満　→　＝COUNTIF(I2：I31,"＜500")
　　　　　　　　　　　　　　－COUNTIF(I2：I31,"＜450")

---

次に 4 段階に区分した睡眠時間の度数を使って，ヒストグラムを作成してみましょう．Excel では，図 4-15 の V2 から W5 まで選択し，［挿入］→［グラフ］タブの［縦棒／横棒グラフの挿入］→［2D 縦棒］→［集合縦棒］をクリックすると，自動で棒グラフが作成されます．そして，棒グラフ上で右クリックすると，図 4-15 の右側の画面［データ系列の書式設定］が現れます．棒グラフの棒と棒の間隔をなくすために，［系列の重なり］と［要素の間隔］をともに［0%］にします．図 4-15 のヒストグラムが完成します．もちろん，［分析ツール］を用いても，ヒストグラムは作成できます．ご興味のある方は試してみてください．

さて，図 4-15 のヒストグラムは正規分布をしているでしょうか？　**Column 10**
正規分布とそうでない分布？(p. 131)にあるように，正規分布とは，左右対称の分布を指しますが，図 4-15 のヒストグラムは，少し右側に寄っているといえるでしょう．しかし，ひどく歪んでいるわけではありませんので，$t$ 検定を行っても問題ないであろうということがわかります．

❻ 2 群間の差を $t$ 検定で調べる

次に，$t$ 検定ですが，Excel の［T.TEST］（［数式］→［その他の関数］→［統計］→

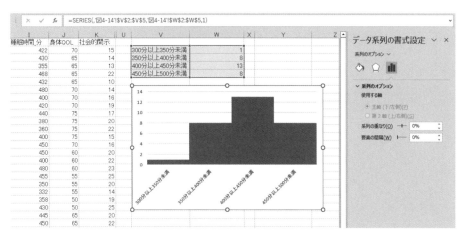

図4-15　睡眠時間のヒストグラム

［T.TEST］）および［データ分析］では，［検定の種類］を次の3つから選択する必要があります．

①繰り返しのある測定に対する検定（対応のある検定）
②標本が等分散であると仮定できる場合の検定
③標本が等分散でないと仮定される場合の検定

　今回の例は，繰り返し測定を行っている調査研究ではありませんので，①は適応外となります．さて，②と③ですが，等分散とは何を指しているのでしょうか．等分散とは，群間の分散が等しいことをいいます．分散とは，範囲や標準偏差と同様に，データのばらつきを表します．たとえば，サンプルデータ②のID 1の睡眠時間が，集団全体の平均睡眠時間からどれだけ離れているかを計算し，これをID 30まで繰り返します．それぞれを2乗したものを合算し，標本数30−1で割った値を「分散」とよびます．2つの群の平均値を比べる場合，この分散に違いがあるのとないのとでは，使用する計算式が異なるため，事前に確認が必要になります．

　では，職業あり群となし群，それぞれの分散を求めておきましょう．あらかじめ，職業の有無で並べ替えます．

　Excelでは，関数を用いたコマンドで分散を求めることができます．今回も等分散の検定には［データ分析］を使用します．［データ分析］→［F検定：2標本を使った分散の検定］を選択し，［OK］をクリックします．変数1の入力範囲には，職業ありの人の睡眠時間［I18：I31］を，変数2の入力範囲には，職業なしの人の睡眠時間［I2：I17］を指定します（分散が大きな値を分子，つまり変数1にもってくるとよいようです）．図4-16にデータ分析を用いた結果を示します．

職業なし　→　＝VAR（I2：I17）
職業あり　→　＝VAR（I18：I31）

　図4-16の$P$（F＜＝f）片側0.2080は，両群のばらつきに差があるかどうかを表す確率

| | 職業あり | 職業なし |
|---|---|---|
| 平均 | 420.7142857 | 409.8125 |
| 分散 | 2160.835165 | 1397.095833 |
| 観測数 | 14 | 16 |
| 自由度 | 13 | 15 |
| 観測された分散比 | 1.546662092 | |
| P(F<=f) 片側 | 0.208034045 | |
| F 境界値 片側 | 2.44811021 | |

集計のために作成

各群の人数−1

F 値

帰無仮説を棄却する閾値

図 4-16　F 検定：2 標本を使った分散の検定

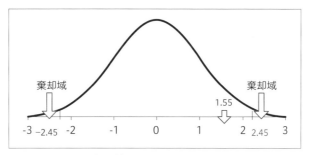

図 4-17　正規分布曲線における F 値と F 閾値との関係

です．帰無仮説を棄却できるかどうかの判断に使います．覚えていますか？　帰無仮説は，両群に違いがないという仮説でした．この例では，片側検定の値が出力されているので，2 倍にして（0.2080×2≒0.41）両側検定と考えてください．統計的有意水準を 0.05 未満と設定していましたので，0.41＞0.05 ですので，2 群間の分散に違いはないということになります．

　出力された「観測された分散比」と「F 境界値　片側」についても確認しておきましょう．この 2 つの値を比べることによって，P 値がなくても，統計的な有意差があるかどうかを判断することができます．この場合は，1.55＜2.45 ですから，やはり帰無仮説を棄却できないということになります．少しわかりにくいと思いますので，正規分布の曲線をみながら考えてみましょう．図 4-17 をご覧ください．F 値 1.55 は，棄却域である「2.45」よりも内側に位置しています．ですから，帰無仮説を棄却できないという結論になります．慣れるまでは，手書きで正規分布曲線を描き，F 値とその閾値（境界値）の位置を確認してみるとよいでしょう．

　最後に，t 検定を Excel で実行してみましょう．等分散の検定結果から，②の標本が等分散だと仮定できる場合の t 検定を行えばよいということがわかりました．今回も［データ分析］を使用します．［データ分析］→［t 検定：等分散を仮定した 2 標本による検定］を選択し，［OK］をクリックします．変数 1 の入力範囲には，職業ありの人の睡眠時間［I18：I31］を，変数 2 の入力範囲には，職業なしの人の睡眠時間［I2：I17］を指定します．図 4-18 に結果を示します．t 値は 0.71，t 境界値（両側）は 2.05 ですので，0.71＜2.05 となり，帰無仮説を棄却することはできませんね．ちなみに P(T<=t) 片側は 0.24，両側検定ですので 2 倍して，0.48＞0.05 で，やはり帰無仮説を棄却することはできないという結論になります．

| | 職業あり | 職業なし |
|---|---|---|
| 平均 | 420.7142857 | 409.8125 |
| 分散 | 2160.835165 | 1397.095833 |
| 観測数 | 14 | 16 |
| プールされた分散 | 1751.689094 | |
| 仮説平均との差異 | 0 | |
| 自由度 | 28 | |
| t | 0.71175825 | |
| P(T<=t) 片側 | 0.241251504 | |
| t 境界値 片側 | 1.701130934 | |
| P(T<=t) 両側 | 0.482503008 | |
| t 境界値 両側 | 2.048407142 | |

集計のために作成

図 4-18　$t$ 検定：等分散を仮定した 2 標本による検定

### ❷ 仮説検定②：カイ 2 乗検定

　今度は，平均値の差ではなく，2 群間の割合の差について考えていきましょう．今までの例では，職業の有無が二値尺度，睡眠時間は数量尺度でしたね．2 群間の割合の差を求めるには，目的変数（＝従属変数のこと）も説明変数（＝独立変数のこと）も，二値尺度でなくてはいけません（第2章p. 40 のフローチャートをご覧ください）．そこで，目的変数にあたる睡眠時間を 2 つに分けることにしました．

#### ❹ データの分布を確認し 2 群に分ける

　いろいろな区分の仕方がありますが，よく行われるのが，睡眠時間の分布の中央値を求め，その値で区切るという方法です．Excel では，［＝MEDIAN（範囲指定）］のコマンドを用いて，中央値を求めることができます．サンプルデータ②では，（範囲指定）に，（I2：I31）をタイプします．すると，「426」という値を得ました．426 を境にして 2 区分すればよいのですから，426 分未満を睡眠時間短群(0)，426 分以上を睡眠時間長群(1)とすることにします．p. 121 の 40 歳未満を 0，40 歳以上を 1 とする，Excel のコマンドを参考にしましょう［サンプルデータ②の場合，J 列に［睡眠時間 _2 区分(426)］という名前の新しい変数を加えます（以降，サンプルデータ③を用いています）］．Excel のコマンドは，［＝IF(I2<426,0,1)］となります．サンプルデータ③の I2 は 422 時間ですから，新しいコードは 0 になります．前記のコマンドで上手く作動することを確認したら，J2 のセルをコピーし，J31 までペーストします．これでカテゴリー分けは終了です（必ず，変数の区分を変更して，新しい変数を作成した場合には，度数分布表を確認しましょう）．

#### ❺ 2 群間の差をカイ 2 乗検定で調べる

　次に，睡眠時間の 2 区分と職業の有無の 2 区分ですから，クロス集計表(2×2 表)を作成すれば，各セルの実数を知ることができますね．みなさんがイメージしやすいように，表 4-2 にクロス集計表の例を示します．

　$t$ 検定でも述べましたが，仮説を立ててみましょう．次に，私の仮説を示します．

$H_0$：過去 1 か月間の睡眠時間が短かった割合は，仕事をしている人としていない人では同じである．

$H_1$：過去 1 か月間の睡眠時間が短かった割合は，仕事をしている人としていない人では，同じではない．

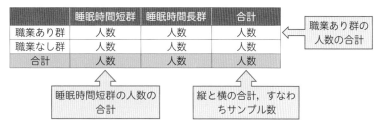

表 4-2 2×2 表の例

|  | 睡眠時間短群 | 睡眠時間長群 | 合計 |
|---|---|---|---|
| 職業あり群 | 人数 | 人数 | 人数 |
| 職業なし群 | 人数 | 人数 | 人数 |
| 合計 | 人数 | 人数 | 人数 |

次に、表 4-2 のようなクロス集計表を、Excel で作成してみましょう。すでに何度も出てきていますピボットテーブル機能を使います。まず、Excel のデータ全体を選択します（サンプルデータ③でいうと、変数名を含めた A1 から P31 までです）。p. 111 のように［挿入］→［ピボットテーブル］を指定し、［ピボットテーブルのフィールド］が現われたら、［睡眠時間_2 区分(426)］を［列］に、［職業の有無］を［行］にドラッグします。［Σ 値］に、［ID］をドラッグし、［値フィールドの設定］で［数値の個数］に変更します。後でわからなくなるといけないので、［列］の表示を「睡眠時間の長短」、［行］の表示を「職業の有無」に変更しておきましょう。次に、期待値を求めます。睡眠時間 0・職業有無 0 の場合「＝睡眠時間 0 の総数×職業有無 0 の実数/サンプル総数（B\$14×\$D12/\$D\$14）」のコマンドを用います。図 4-19 のようになりましたか？ 期待値が 5 未満のセルはありませんでしたので、通常のカイ 2 乗（$\chi^2$）検定を行っていきます（期待値が 5 未満の解析には、カイ 2 乗検定の Yates 補正が必要です[3]）。

Excel での操作は［数式］→［その他の関数］→［統計］→［CHISQ.TEST］です。［実測値］には、クロス集計表で値が入力されている範囲を、［期待値］には、先ほど求めた期待値が入力されている範囲を入力します。［OK］をクリックすると、$P$ 値が算出されます。有意水準を 5％水準で考えますと、0.143＞0.05 ですので、帰無仮説を棄却することはできませんでした。さらに、$\chi^2$値を Excel に計算をしてもらいましょう。$\chi^2$値は公式に則って求めます（4 つのセルそれぞれに、「＝（実測値－期待値)^2/期待値」を求め、4 つの総和が $\chi^2$値になります）。次に、5％水準の $\chi^2$値の閾値を求めます。［数式］→［その他の関数］→［統計］→［CHI.INV］の確率には有意水準の 0.05、自由度は 1（行の数－1×例の数－1）を入れます。結果を図 4-19 に示します。$\chi^2$値は 2.142、$\chi^2$値の閾値は 3.841 でした。2.142＜3.841 ですので、帰無仮説は支持されます。

## 3 介入効果の検討

研究目的が介入効果の検討の場合に移りましょう。介入効果の検討の研究デザインとして、1 つの群で介入前後の差を調べる群内比較試験、介入群と対照群をおく群間比較試験とがありました。それぞれの解析方法についてみておきましょう。

### ❶ 仮説検定：繰り返しのある t 検定（群内比較試験の場合）

対照群をおかずに、同一対象者の介入前と介入後の変化を検討する解析方法についてみておきましょう。データ分析から［t 検定：一対の標本による平均の検定］を選びます。サンプルデータ③では、［変数 1］の入力範囲に介入前の得点である［身体 QOL］、［変数 2］の入力範囲に介入後の得点である［身体 QOL_T1］を指定します。図 4-20

G13　=CHISQ.TEST(B5:C6,B12:C13)

| | A | B | C | D | E | F | G |
|---|---|---|---|---|---|---|---|
| 1 | | | | | | | |
| 2 | | | | | | | |
| 3 | 数値の個数 / ID | 睡眠時間長短 | | | | | |
| 4 | 職業有無 | 0 | 1 | 総計 | | | |
| 5 | 0 | 実数 10 | 6 | 16 | | | |
| 6 | 1 | 5 | 9 | 14 | | | |
| 7 | 総計 | 15 | 15 | 30 | | | |
| 8 | | | | | | | |
| 9 | | | | | | | |
| 10 | | 睡眠時間長短 | | 総数 | | 有意水準 | 0.05 |
| 11 | 職業有無 | 0 | 1 | | | 自由度 | 1 |
| 12 | 0 | 期待値 8 | 8 | 16 | | $\chi^2$値 | 2.142857 |
| 13 | 1 | 7 | 7 | 14 | | $\chi^2$検定(P値) | 0.143235 |
| 14 | 総数 | 15 | 15 | 30 | | $\chi^2$値(5%水準) | 3.841459 |
| 15 | | | | | | | |
| 16 | | | | | | | |
| 17 | | 睡眠時間長短 | | 総数 | | | |
| 18 | 職業有無 | 0 | 1 | | | | |
| 19 | これを元に $\chi^2$ 値を算出 | 0.5 | 0.5 | 16 | | | |
| 20 | | 0.571428571 | 0.6 | 14 | | | |
| 21 | 総数 | 15 | 15 | 30 | | | |

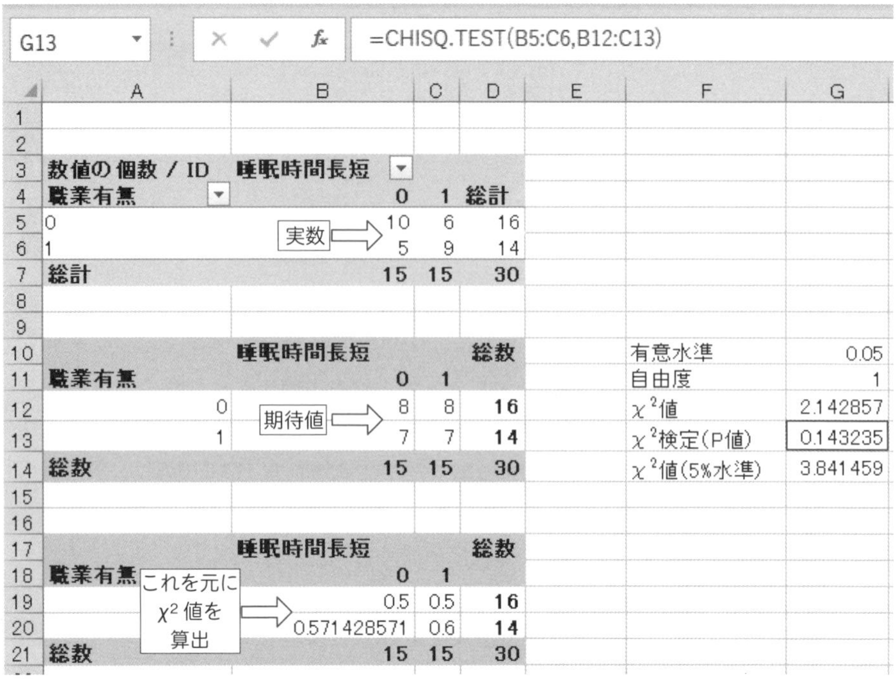

図 4-19　クロス集計表における，実測値，期待値，カイ 2 乗検定結果

に操作画面と結果を示します．今回は，片側検定でも，両側検定でも，統計的な有意差は認められませんでした(0.335＞0.05，0.670＞0.05)．身体 QOL 得点の平均値をみておきましょう．介入前が 63 点，介入後が 63.7 点でした．介入後は 0.7 だけ得点が上昇していますが，統計的有意差は認められなかったということになります．

### ❷ 仮説検定：*t* 検定(群間比較試験の場合)

介入群と対照群をおく，群間比較試験をみていきたいと思います．介入群と対照群の比較の際に，注意していただきたいのは，介入前の条件が両群で違いがないかの確認が必須だということです．実験デザインでは，介入する内容以外はすべての条件が同じであるという前提があります(実際問題として，ほかのすべての条件を揃えることは不可能ですが)．そこで，第2章 2.2 どのような方法で対象者を選定する？(p. 13)で述べましたサンプリング方法の1つである，無作為抽出法が脚光を浴びるわけです(臨床現場では実施がむずかしいにもかかわらずです)．介入群と対照群の介入以前の条件が近いということは，言い換えれば，両群にばらつきの差が統計学的にないということです．ばらつきの差が少なければ，介入以外の影響を受けにくいということになります．無作為抽出法を用いることで，このばらつきの差を減らすことができると考えられています．実際に，無作為抽出法を用いた研究では，介入前の両群の違いを統計学的に検討することは，あまりありません[4)]．

#### ⓐ 2 群の背景の差を確認する(人口統計学的データ・数量尺度)

さて，サンプルデータ③では，介入前に測定した変数として，「性別」「年齢」「婚姻歴」「職業の有無」「学歴」「睡眠時間」「身体 QOL」「社会的開示」の 8 変数がありました．介入内容は，第3章でも例にあげました，アロママッサージです．これにより，

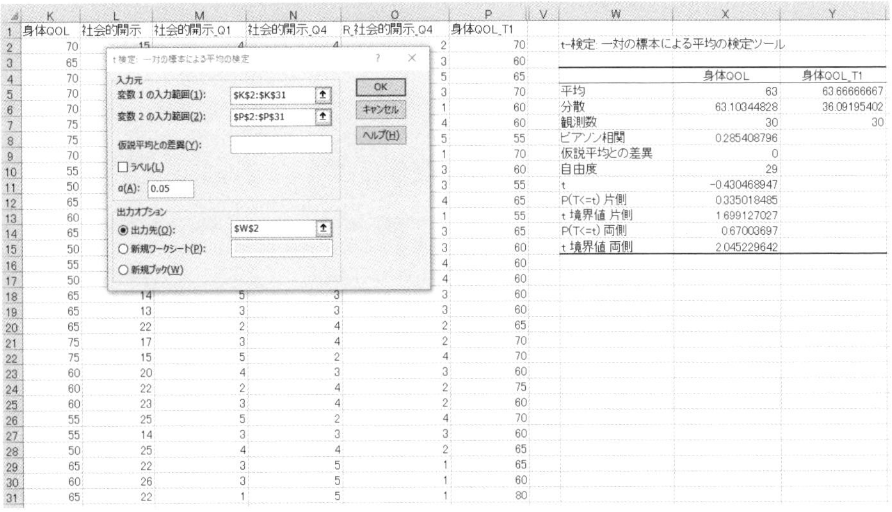

図 4-20　介入前後における身体 OL 得点の変化：対応のある $t$ 検定結果

身体的 QOL が向上するかどうかをアウトカムとしたいと思います．次に仮説を示します．

$H_0$：アロママッサージを行う群と，行わない群とでは，身体 QOL 得点は同じである．

$H_1$：アロママッサージを行う群と，行わない群とでは，身体 QOL 得点は同じではない．

　介入前に測定されたデータ（ベースラインデータといいます）を用いて，今回は，社会人口統計学的データのうち「性別」「年齢」「職業の有無」について，介入群と対照群に差があるかどうかをみていきましょう．そのほかの変数ですが，「睡眠時間」も「身体 QOL」に関連がありそうなので，介入群と対照群の差を確認しておきます．統計解析の方法ですが，「介入の有無」は二値尺度，「性別」は多項尺度，「職業の有無」は二値尺度です． 2 2仮説検定②：カイ2乗検定（p.126）で説明した，カイ 2 乗検定を実施します．「年齢」「身体 QOL」「睡眠時間」は数量尺度ですので，同じく p.122 で説明した $t$ 検定を実施します．それぞれの結果を図 4-21 と図 4-22 に示します．

　図に示したとおり，介入群・対照群における職業の有無，および介入前の身体 QOL 得点に，統計的有意差を認めました．これらの変数を，本来は共変量として扱わなくてはなりません．つまり，介入の効果の検討をする際，介入群と対照群で，職業の有無に違いがあり，かつこの変数が身体的 QOL にも関係がありそうだ，それならば職業の有無の影響を除いたような解析方法を考えなくてはならない，ということです．身体 QOL も同様です．このような方法は，共分散分析とよばれます．

**❻ 2 群間の差を $t$ 検定で調べる**

　さて，便宜的にベースラインデータは，介入群と対照群で違いがなかったと仮定してください．この場合の，介入効果の検討ですが，「介入群と対照群では，ベースラインの身体 QOL 得点と介入後のその得点の差に違いがあるか」について解析していき

**図4-21　介入群・対照群における性別，職業の有無の比較**

| 数値の個数 / ID | 性別 ▼ | | | | 数値の個数 / ID | 職業有無 ▼ | | |
|---|---|---|---|---|---|---|---|---|
| 介入有無 ▼ | 0 | 1 | 総計 | | 介入有無 ▼ | 0 | 1 | 総計 |
| 0 | 7 | 8 | 15 | | 0 | 5 | 10 | 15 |
| 1 | 8 | 7 | 15 | | 1 | 11 | 4 | 15 |
| 総計 | 15 | 15 | 30 | | 総計 | 16 | 14 | 30 |

| | 性別 | | 総数 | | | 職業有無 | | 総数 |
|---|---|---|---|---|---|---|---|---|
| 介入有無 | 0 | 1 | | | 介入有無 | 0 | 1 | |
| 0 | 7.5 | 7.5 | 15 | | 0 | 8 | 7 | 15 |
| 1 | 7.5 | 7.5 | 15 | | 1 | 8 | 7 | 15 |
| 総数 | 15 | 15 | 30 | | 総数 | 16 | 14 | 30 |

| | 性別 | | 総数 | | | 職業有無 | | 総数 |
|---|---|---|---|---|---|---|---|---|
| 介入有無 | 0 | 1 | | | 介入有無 | 0 | 1 | |
| 0 | 0.03333333 | 0 | 15 | | 0 | 1.125 | 1.3 | 15 |
| 1 | 0.03333333 | 0 | 15 | | 1 | 1.125 | 1.3 | 15 |
| 総数 | 15 | 15 | 30 | | 総数 | 15 | 15 | 30 |

| 有意水準 | 0.05 | | 有意水準 | 0.05 |
|---|---|---|---|---|
| 自由度 | 1 | | 自由度 | 1 |
| χ²値 | 0.13333333 | | χ²値 | 4.82142857 |
| χ²検定(P値) | 0.71500065 | | χ²検定(P値) | 0.02810804 |
| χ²値(5%水準) | 3.84145882 | | χ²値(5%水準) | 3.84145882 |

**図4-22　介入群・対照群における年齢，睡眠時間，身体QOLの比較**

介入有無VS年齢
F-検定 2標本を使った分散の検定

| | 介入あり | 介入なし |
|---|---|---|
| 平均 | 41.86666667 | 47.33333333 |
| 分散 | 165.6952381 | 113.952381 |
| 観測数 | 15 | 15 |
| 自由度 | 14 | 14 |
| 観測された分散比 | 1.454074384 | |
| P(F<=f) 片側 | 0.246344115 | |
| F 境界値 片側 | 2.483725741 | |

t-検定: 等分散を仮定した2標本による検定

| | 介入なし | 介入あり |
|---|---|---|
| 平均 | 47.33333333 | 41.86666667 |
| 分散 | 113.952381 | 165.6952381 |
| 観測数 | 15 | 15 |
| プールされた分散 | 139.8238095 | |
| 仮説平均との差異 | 0 | |
| 自由度 | 28 | |
| t | 1.266084406 | |
| P(T<=t) 片側 | 0.107957844 | |
| t 境界値 片側 | 1.701130934 | |
| P(T<=t) 両側 | 0.215915689 | |
| t 境界値 両側 | 2.048407142 | |

介入有無VS睡眠時間
F-検定 2標本を使った分散の検定

| | 介入なし | 介入あり |
|---|---|---|
| 平均 | 417 | 412.8 |
| 分散 | 2202.571429 | 1354.742857 |
| 観測数 | 15 | 15 |
| 自由度 | 14 | 14 |
| 観測された分散比 | 1.625822507 | |
| P(F=f) 片側 | 0.187025255 | |
| F 境界値 片側 | 2.483725741 | |

t-検定: 等分散を仮定した2標本による検定

| | 介入なし | 介入あり |
|---|---|---|
| 平均 | 417 | 412.8 |
| 分散 | 2202.571429 | 1354.742857 |
| 観測数 | 15 | 15 |
| プールされた分散 | 1778.657143 | |
| 仮説平均との差異 | 0 | |
| 自由度 | 28 | |
| t | 0.272730558 | |
| P(T<=t) 片側 | 0.393530853 | |
| t 境界値 片側 | 1.701130934 | |
| P(T<=t) 両側 | 0.787061706 | |
| t 境界値 両側 | 2.048407142 | |

介入有無VS身体的QOL
F-検定 2標本を使った分散の検定

| | 介入あり | 介入なし |
|---|---|---|
| 平均 | 66 | 60 |
| 分散 | 75.71428571 | 35.71428571 |
| 観測数 | 15 | 15 |
| 自由度 | 14 | 14 |
| 観測された分散比 | 2.12 | |
| P(F<=f) 片側 | 0.086055239 | |
| F 境界値 片側 | 2.483725741 | |

t-検定: 等分散を仮定した2標本による検定

| | 介入なし | 介入あり |
|---|---|---|
| 平均 | 60 | 66 |
| 分散 | 35.71428571 | 75.71428571 |
| 観測数 | 15 | 15 |
| プールされた分散 | 55.71428571 | |
| 仮説平均との差異 | 0 | |
| 自由度 | 28 | |
| t | -2.201398157 | |
| P(T<=t) 片側 | 0.018058048 | |
| t 境界値 片側 | 1.701130934 | |
| P(T<=t) 両側 | 0.036116095 | |
| t 境界値 両側 | 2.048407142 | |

ましょう．「介入後の身体QOL得点－介入前の身体QOL得点の差」を求めます(サンプルデータ③では［＝O2－J2］となります)．これが従属変数となります．そして，分散が等しいかを調べておきましょう．等分散であることが認められたら，[t検定：分散が等しくないと仮定した2標本による検定]に進みます．これもデータ分析機能を使ってみましょう．F検定の結果を図4-23に，t検定の結果を図4-24に示します．

　等分散を確認するF検定の結果は，$P(F<=f)$片側<0.001でしたので，帰無仮説を棄却されることになります．したがって，等分散を仮定しないt検定を実施しました．図4-24にありますように，t検定の$P(T<=t)$両側は0.438>0.05ですので，帰無仮説を棄却することができませんでした．対立仮説である「$H_1$：アロママッサージを行う群と，行わない群とでは，身体QOL得点は同じではない」を採択することはできません．図4-24の各群の平均得点の結果をみてみましょう．対照群は2点の増加，介入群は0.66点の減少です．これは，「介入前の身体的QOL得点と介入後の身体的QOL得点との差」でしたから，介入群のほうが，QOL得点が下降していることが数字からわかります．

| | 対照群 | 介入群 |
|---|---|---|
| 平均 | 2 | −0.666666667 |
| 分散 | 20.71428571 | 149.5238095 |
| 観測数 | 15 | 15 |
| 自由度 | 14 | 14 |
| 観測された分散比 | 0.138535032 | |
| P(F<=f) 片側 | 0.00034608 | |
| F 境界値 片側 | 0.402620943 | |

集計のため
に作成

図 4-23　F 検定：2 標本を使った分散の検定

| | 対象群 | 介入群 |
|---|---|---|
| 平均 | 2 | −0.666666667 |
| 分散 | 20.71428571 | 149.5238095 |
| 観測数 | 15 | 15 |
| 仮説平均との差異 | 0 | |
| 自由度 | 18 | |
| t | 0.791563912 | |
| P(T<=t) 片側 | 0.219461077 | |
| t 境界値 片側 | 1.734063607 | |
| P(T<=t) 両側 | 0.438922154 | |
| t 境界値 両側 | 2.10092204 | |

集計のため
に作成

図 4-24　t 検定：等分散を仮定した 2 標本による検定

　　本書では時間による変化量を比較する t 検定を用いた方法を紹介しましたが，他にもいろいろな方法があります．

　　経時的な変化を群間で比較する方法は，混合効果モデルとよばれます．

Column 10

● 正規分布とそうでない分布？

　統計学を学び始めると，「正規分布」という用語が頻回に出てくると思います．このコラムでは，正規分布とはどのような分布なのかについてみていきたいと思います．

　質問紙などで集めたデータ（尺度の総合得点）をヒストグラムで表現してみると，図 2-9（p. 39）の曲線のように，ベル状に中心部が盛り上がり左右対称に近い形になることがあります．これを正規分布（normal distribution）といいます．

　では，みなさんのデータが，正規分布であるかどうかを，どのように確認しましょうか．その方法として，次の 2 つ，「ヒストグラムを描く」と「記述統計量を算出」して確認します．学生の成績を例にみていきましょう．たとえば，それほど難易度の高くない試験問題では，習熟度別の真ん中のクラスにいる多くの学生が，学年全体の平均点に近い点数をとると予想されます．逆に，そのクラスの学生が 0 点や 100 点をとることは少ないでしょう．この成績を図で表すと，図 2-9 のような正規分布になると考えられます．また，記述統計量を算出してみると，収集したデータの分布が正規分布からどれぐらい歪んでいるかを示す歪度や，どれぐらい尖っているかを示す尖度は，いずれもゼロに近い値になります．そして，平均値，中央値，最頻値は，似通った値になります．ちなみに，図 2-9 の真ん中の盛り上がった部分が平均点（平均値），ベル状のすそ野の広がり具合が点数のばらつきの程度（分散）を示します（本書では，第 4 章で Excel を用いての平均値と分散の算出方法について説明しました）．

　収集したデータが正規分布しているかどうかを確認する理由ですが，統計解析手法の選択と密接な関

係があるためです．データ解析の第1ステップとして，尺度得点を含むすべてのデータの記述統計量を算出し，ヒストグラムを描いてみることが大切です．何がなんでも正規分布しないと統計解析ができないかというとそういうことはなく，正規分布していないデータに適した解析手法や，正規分布に近づけさせるためのデータ変換の方法などがあります．正規分布と統計解析手法の選択については，**Column 11** パラメトリックか, ノンパラメトリックか？（下記）で概説します．

　正規分布かどうかの判断基準は，記述統計量も助けになりますが，たくさんのヒストグラムをご自身でみて，違いがわかるようになることも大切です．

**Column 11**

### ● パラメトリックか，ノンパラメトリックか？

　**Column 10** 正規分布とそうでない分布？（p. 131）で，正規分布についてご紹介しました．このコラムでは，正規分布と統計解析手法の選択の関連性についてご紹介していきます．

　統計解析の手法は，おもに正規分布を元にして考えられています．みなさんのデータをヒストグラムなどでグラフ化したり，記述統計量（平均値，中央値，最頻値，歪度，尖度）を確認したりしてみましょう．正規分布している，もしくは近似であると判断される場合には，$t$検定，分散分析，Pearsonの相関係数などのパラメトリック法とよばれる解析手法を選びます．

　一方，正規分布に従わないデータに対する統計解手法として，ノンパラメトリック法があります．ご自身のデータが，正規分布から大きくはずれている場合には，Mann-WhitneyのU検定，Kruskal-Wallis検定，Spearmanの相関係数などのノンパラメトリック法を選択します〔図2-10のデータ（変数）にあった統計手法を選ぶためのフローチャートをご参照ください〕．また，これらの統計手法について詳しく学びたい方は，ぜひ参考文献をご覧ください（本書では，第4章でExcelを用いての$t$検定やカイ2乗検定の実施方法について説明しました）．

　標本数が比較的大きな場合（一般的に1つのセルが15〜20人程度）には，分布が歪んでいたとしても$t$検定などを用いることができるといわれていますので，使ってみましょう．数学的処理により，分布の歪みを正規分布の近似の形に変換する方法もありますが，必ずしもうまくいくとは限りません．迷った場合には，統計解析の専門家に相談してみてもよいでしょう．

**参考文献**

・中村好一（編）：論文を正しく読み書くためのやさしい統計学．第3版，診断と治療社，2019．

# 4.4 図・表の作成

データのまとめや統計解析，お疲れさまでした．さて，ここからは，本章で行ったまとめを，ほかの人にわかりやすく伝えるために，図や表に表していきましょう．どのグラフを使ったらよいのか，表の作り方はどのようにするのがよいのかと迷うところですが，基本はあるものの，発表する場にふさわしい図表を作成することが大切です．

## 1 記述統計の結果：図の作成

対象者の背景情報ですが，たとえば，年齢を平均値や標準偏差で示すよりも，ポスターやスライドで使用するときには，円グラフや棒グラフで示すほうがわかりやすいと思います．図4-11（p.121）で示しました「年齢」の分布を年代別に円グラフにしてみたいと思います．まず，図4-11の数値を，20代，30代，40代，50代，60代に集計し直し，データを選択しExcelの［挿入］→［グラフ］タブの［円またはドーナツグラフの挿入］→［2D-円］→［円］を選択します．グラフ選択時にタブに表示される［グラフのデザイン］→［書式］を使用すると，円グラフの色が変更できたり，円グラフ内に実数や%を入れることができたりします．今回は，色を5色に分け標本が30名と少ないので，%ではなく実数の表示としました．また，円グラフのタイトルを入れました．図4-25に，完成した円グラフを示します．

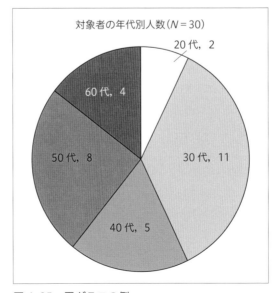

図4-25　円グラフの例

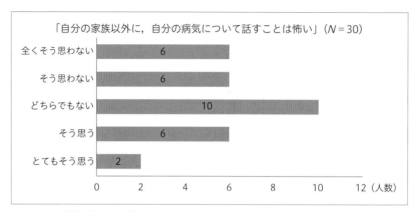

図 4-26　横棒グラフの例

　次に，図 4-9(p. 116)で示しました「社会的開示」の単一項目 Q1 の分布を棒グラフにしてみましょう．質問紙の回答の選択肢としてよく使用されるリッカートスケールを名義尺度として横棒グラフに表します．図 4-9 のピボットテーブルの行ラベルの 1~5 を変更するため，数式バー（[fx] の右)上で，「1」を「とてもそう思う」，「2」を「そう思う」，「3」を「どちらでもない」，「4」を「そう思わない」，「5」を「全くそう思わない」に手入力で置き換えます．そしてデータを選択し，[挿入] → [グラフ] タブの [縦棒／横棒グラフの挿入] → [2-D 横棒] → [集合横棒] → [横棒グラフ] を選択します．グラフタイトルと横軸の単位，グラフ内に人数を挿入して，完了です．図 4-26 に完成した横棒グラフを示します．

　次に，図 4-22(p. 130)を作成するために用いた，「身体 QOL」得点の介入前後の変化を，介入群と対照群に分けて，1 つの折れ線グラフに表してみましょう．今回は，サンプルデータから作成しようと思います．介入群と対照群の介入前と介入後の平均値をそれぞれ求め，表を作ります．数値が入っているセルを選択し，[挿入] → [グラフ] タブの [折れ線／面グラフの挿入] → [2-D 折れ線] → [折れ線] を選択します．[グラフのデザイン] → [書式] を使用して，グラフの加工を行いましょう．私は，タイトル，縦軸の幅を 5 点刻みに変更しました．そして，直線にカーソルをあてて，右クリックし，[データ系列の書式設定] を選択し，[マーカーのオプション] → [組込み] に変更しました．さらに，得点の変化がわかりづらいので，[グラフのデザイン] → [クイックレイアウト] を使い，グラフの下にそれぞれの平均値を入れるようにしました．図 4-27 に完成した折れ線グラフを示します．

## 2　統計解析（検定）結果：表の作成

　先ほど，3 種類のグラフをご紹介しましたが，ポスター発表やスライドで使用する図表と，学術論文に掲載するための図表とでは，表現方法が違います．ポスターやスライドは，人の注意を引くために，カラフルな図が用いられます．Excel なども機能が充実しているので，色，凡例やタイトル，そのほかのスタイルも簡単に変えることができます．いろいろとやってみるとおもしろいでしょう．ここでは，統計解析（検定）結果を表で表現したいと思います．本章で使用した $t$ 検定とカイ 2 乗検定の結果を用いて，表の例を示していきます．

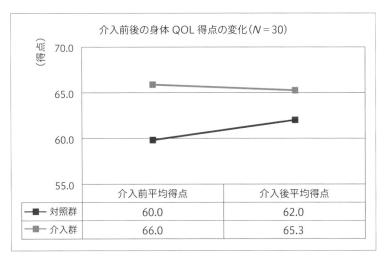

図 4-27　折れ線グラフの例

表 1　職業の有無による平均睡眠時間の差

| 変数 | $n$ | 睡眠時間 | | $t(28)$ | $p$ |
| --- | --- | --- | --- | --- | --- |
| | | $M$ | $SD$ | | |
| 職業 | | | | | |
| あり | 14 | 420.71 | 46.48 | 0.71 | 0.48 |
| なし | 16 | 409.81 | 37.38 | | |

図 4-28　$t$ 検定結果の表記方法例

## ❶ $t$ 検定の場合

　みなさんが，Microsoft Word をお使いでしたら，表は，［挿入］→［表］機能を使い，作成しましょう．研究の目的が「要因の特定」で，従属変数を「睡眠時間」，独立変数を「職業有無」とした，図 4-18（p. 126）の $t$ 検定の結果を使って学術論文用の表へ変えてみます（図 4-28 をご覧ください）．アメリカ心理学会（APA）の論文作成マニュアル[5]には，論文作成時の細かい規定があります．図表に関しても，良い例と悪い例や，統計解析ごとの表の作り方なども紹介していますので，ご覧になってみるとよいでしょう．

　まず，タイトルですが，表番号の後ろにタイトルが続きます．タイトルには略語はあまり使いませんが，たとえば「心理社会的不快感尺度（PsDS）」のように，略語を添えることはあります．次に，表の縦方向に「変数」，その下に独立変数名を入れます．そして，表の横方向に従属変数名と統計に関する値を入れます．ちなみに，$n$ は対象数，$M$ は平均値，$SD$ は標準偏差，$t(28)$ は $t$ 値と自由度，$p$ は確率を表しています．これらのアルファベットでの表記法は，統計学で使われる標準的な略語として認められています．そしてイタリック体で表記します．APA が認めている標準的な略語以外の略語を表中で用いるときには，表下に（注を設けて）略語の意味するところを記載します．最後に，表中の数値ですが，小数点第 2 位あるいは第 3 位まで表記します．特に $p$ 値ですが，統計解析をしたときに得られた値をそのまま記載するのがよいとされています．図 4-28 には，図 4-18（p. 126）の $P$ 値である 0.48 をそのまま記載しました．

表 2　介入前後の身体 QOL 得点の変化

| 変数 | 介入前 | | 介入後 | | $t(29)$ | $p$ |
|---|---|---|---|---|---|---|
| | $M$ | $SD$ | $M$ | $SD$ | | |
| 身体 QOL 得点 | 63.00 | 7.94 | 63.66 | 6.00 | − 0.43 | 0.67 |

図 4-29　対応のある $t$ 検定結果の表記方法例

表 3　職業の有無と睡眠時間の関連性

| 変数 | $n$ | 睡眠時間 | | $\chi^2(1)$ | $p$ |
|---|---|---|---|---|---|
| | | 426 分未満 | 426 分以上 | | |
| 職業 | | $n$(%) | | | |
| あり | 14 | 5(33.3) | 9(60.0) | 2.14 | 0.14 |
| なし | 16 | 10(66.7) | 6(40.0) | | |

図 4-30　カイ 2 乗検定結果の表記方法例

よく論文なので，「$p<0.05$」といった表記をみかけますが，APA では勧めていません．しかし，投稿先の雑誌や学会発表のための抄録で，「$p<0.05$」と記述する必要があれば，そのようにするように書かれています［また，$SD$ の代わりに標準誤差（$SE$）の表示を求める雑誌もあるようです］．

　図 4-28 の書き方を押さえておくと，群内比較試験や群間比較試験のように，アウトカムの値が 2 回以上測定された場合の表も簡単に作成できますね．図 4-20（p. 129）を例にとり，繰り返し測定したデータの $t$ 検定の場合の例を，図 4-29 に示します．

## ❷ カイ 2 乗検定の場合

　みなさんが，Microsoft Word をお使いでしたら，表は，［挿入］→［表］機能を使い，作成しましょう．研究の目的が「要因の特定」で，従属変数を「睡眠時間（426 分未満・426 分以上），独立変数を「職業有無」とした，図 4-19（p. 128）のカイ 2 乗検定の結果を学術論文用の表へ変えてみます（図 4-30 をご覧ください）．

　①の $t$ 検定の場合と同様に，タイトル，独立変数名，従属変数名と統計に関する値があります．そして，統計学で用いられる標準的な略語を用いています．$t$ 検定の場合の表と異なる点は，カイ 2 乗検定は平均値の差ではなく，割合の差ですから，％を表中に記載します．そのときには，各セルの実数とあわせて表記するのが一般的です．

　前記の図表をみながら，みなさんも是非結果をまとめて，学会誌や一般誌に論文を投稿してみましょう．

文　献

1) Tabachnick BG, et al.：Clearning up your act. In：Using Multivariate Statistics. 5th ed, Pearson Education Inc., 1996：60-116.

2) 狩野　裕, 他：共分散構造分析の基礎. Amos EQS Calis によるグラフィカル多変量解析―目で見る共分散構造分析. 現代数学社, 1997：111-162.

3) 土屋雅子, 他：第Ⅶ章-A　アンケート調査を行った場合→統計解析を行おう！　看護・医療系研究のためのアンケート・面接調査ガイド. 診断と治療社, 2011：103.

4）折笠秀樹：ベースライン評価．臨床研究デザイン―医学研究における統計入門．真興交易医書出版部，1995：159-168.

5）アメリカ心理学会（APA）（原著），前田樹海，他（訳）：APA論文作成マニュアル．第3版，医学書院，2023.

**参考文献** ..............................................................................................................

因子分析については次の文献を参考にして下さい．

・黒田裕子：黒田裕子の看護研究 step by step．第6版，医学書院，2023.
・小塩真司，他：心理学基礎演習 Vol. 2　質問紙調査の手順．ナカニシヤ出版，2007.
・柳井晴男，他：看護を測る―因子分析による質問紙調査の実際．朝倉書店，2012.

**Column 12**

● 因子分析をかじってみる？

　第1章でご紹介した質問紙で測定される，「QOL」や「社会的不快感」など，目に見えないものを扱う（測定する）ことが多い心理学では，因子分析を用いて尺度開発を行います．また，看護学を含む医療分野でも因子分析を用いた尺度開発が盛んに行われている印象がありますので，広く使われている解析手法といえるでしょう．このコラムでは，因子分析について，ごく簡単にご紹介したいと思います．

　第2章 **2.7** どのようにして質問文の数を決定する？(p. 32)で述べました「複数項目」を作成した場合，それらの項目が「概念枠組み」に沿ったグループに分かれるかどうか気になりますね．それを確認する統計手法として，因子分析があります．実際には，質問紙調査でデータ収集した各項目の得点分布（記述統計量）や相関係数などを確認したうえで因子分析を行います．

　「因子分析」という用語は，探索的因子分析を指すことが多いように思いますが，因子分析は，「探索的因子分析」と「確証的因子分析」に大別されます．探索的因子分析は，新たに複数項目を作成したもののそれらの構造が明らかになっていない場合に用いられることが多いでしょう．探索的因子分析では，複数項目間の関係性が数学的に特定され，類似する項目のグループ（因子）が抽出されます〔すべての項目が類似している場合には1グループ（因子）しか抽出されないこともあります〕．きれいに概念枠組どおりに項目が分かれることはあまりなく，いくつかの項目が複数のグループ（因子）にまたがってしまうことがあります．そのような場合には，その統計解析結果と自身が作成した仮説である概念枠組みやCronbachのα係数（ **Column 8** (p. 118)）の値をみながら，適切と思われる質問項目を残し，それぞれのグループ（因子）に名前を付けていきます．複数のグループ（因子）にまたがっている項目が存在しない場合でも，Cronbachのα係数や項目テスト相関(I-T相関)を確認することが大切です．最終的に尺度として構成される質問項目は，もともとの質問数より少なくなることが多いです．探索的因子分析に必要な標本数について，各複数項目間の相関係数やグループ数（因子数）に影響されるため絶対数ではありませんが，各項目に対して5～10名程度が必要といわれています．たとえば，第1章のPsDS(p. 6)は，もともと27項目ありましたので，因子分析に必要な標本数は135～270名となります．確証的因子分析は，探索的因子分析で明らかになった構造を用いて，質問紙調査で得たデータがどの程度その構造（仮説モデル）にフィットしているかを数学的に調べるアドバンス的な統計手法です．1回の質問紙調査で得たデータを用いて探索的因子分析と確証的因子分析を行うと，必然的にデータの適合度が高くなるため，両方の解析を同一のデータを用いて実施することは好ましい方法とはいえません．確証的因子分析の標本数についても，諸説ありますが，500名程度が必要といわれています．

　これらの因子分析が実施可能なソフトですが，探索的因子分析は Excel，SPSS，R (studio)などがあげられます．確証的因子分析にはそれに特化した統計ソフトが必要となりますが，たとえば SPSS Amos，EQS などが使用しやすいでしょう．

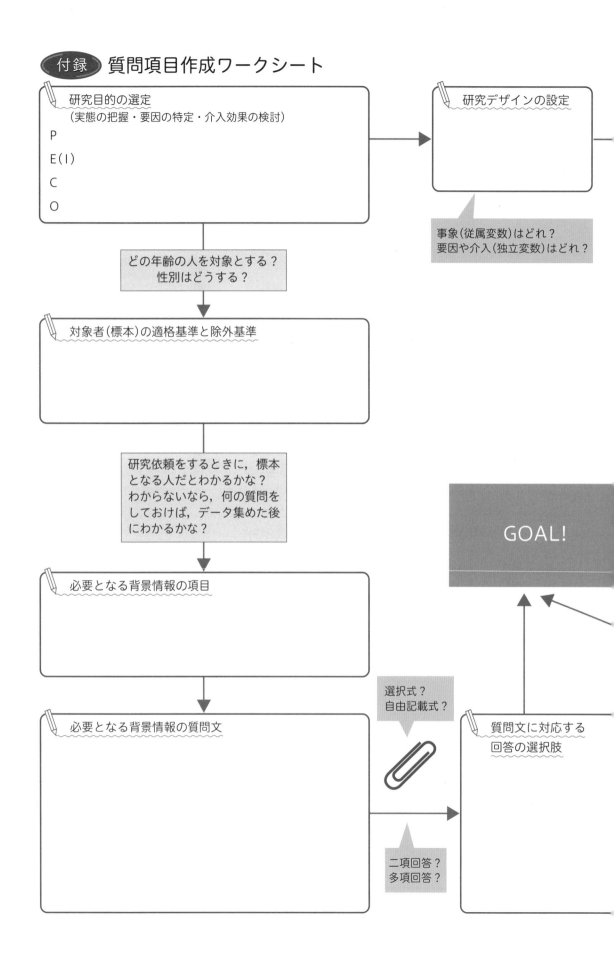

付録 質問項目作成ワークシート

研究目的の選定
（実態の把握・要因の特定・介入効果の検討）
P
E(I)
C
O

研究デザインの設定

事象（従属変数）はどれ？
要因や介入（独立変数）はどれ？

どの年齢の人を対象とする？
性別はどうする？

対象者（標本）の適格基準と除外基準

研究依頼をするときに，標本
となる人だとわかるかな？
わからないなら，何の質問を
しておけば，データ集めた後
にわかるかな？

GOAL!

必要となる背景情報の項目

選択式？
自由記載式？

必要となる背景情報の質問文

質問文に対応する
回答の選択肢

二項回答？
多項回答？

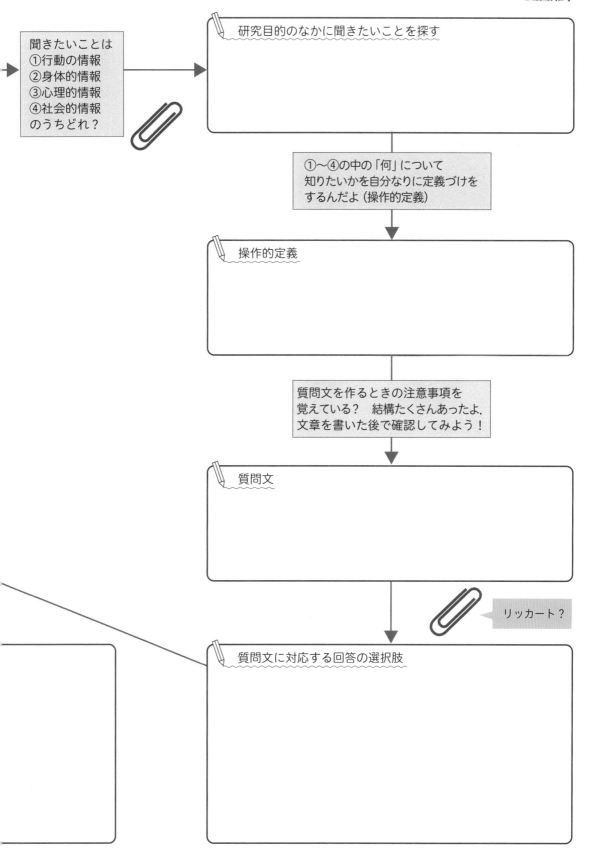

©土屋雅子

聞きたいことは
①行動の情報
②身体的情報
③心理的情報
④社会的情報
のうちどれ？

研究目的のなかに聞きたいことを探す

①〜④の中の「何」について
知りたいかを自分なりに定義づけを
するんだよ（操作的定義）

操作的定義

質問文を作るときの注意事項を
覚えている？　結構たくさんあったよ.
文章を書いた後で確認してみよう！

質問文

リッカート？

質問文に対応する回答の選択肢

# 看護・医療系スタッフのための
# 質問紙作成ワークブック　改訂第2版
# 索　引

## 和文

### あ・い

### う・え・お

### か

### き

### く

### こ

### さ

### し

**看護・医療系スタッフのための**
**質問紙作成ワークブック 改訂第2版**

ISBN978-4-7878-2629-9

2023 年 10 月 20 日 改訂第 2 版第 1 刷発行

2014 年 7 月 25 日 初版第 1 刷発行
2017 年 2 月 3 日 初版第 2 刷発行

| 著　　　者 | 土屋雅子 |
|---|---|
| 発 行 者 | 藤実正太 |
| 発 行 所 | 株式会社　診断と治療社 |

〒100-0014 東京都千代田区永田町 2-14-2 山王グランドビル 4 階

TEL：03-3580-2750(編集) 03-3580-2770(営業)

FAX：03-3580-2776

E-mail：hen@shindan.co.jp(編集)

eigyobu@shindan.co.jp(営業)

URL：http://www.shindan.co.jp/

| 表紙デザイン | 株式会社 オセロ |
|---|---|
| 印刷・製本 | 三報社印刷株式会社 |